北京养生文化

张其成 著

求真出版社

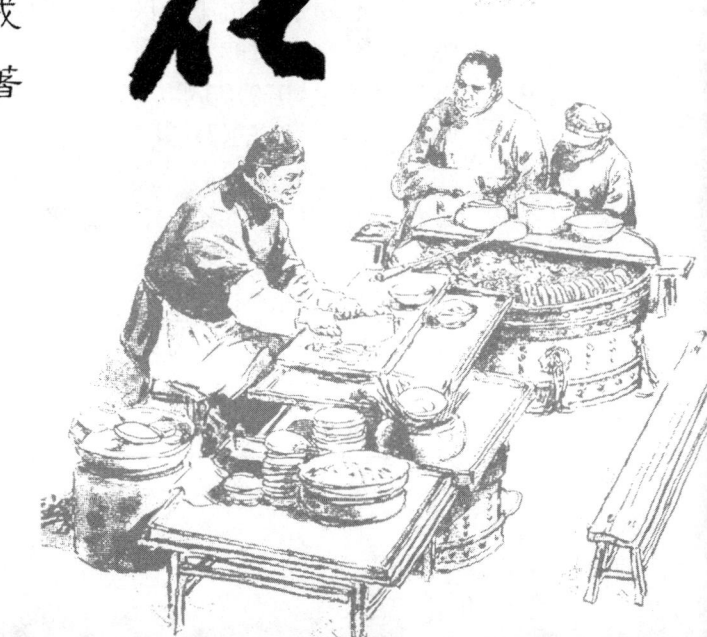

图书在版编目(CIP)数据

北京养生文化/张其成著. —北京：求真出版社，2010.9
ISBN 978-7-80258-032-9

Ⅰ.北… Ⅱ.张… Ⅲ.养生（中医）—文化史—北京市
Ⅳ.R212

中国版本图书馆 CIP 数据核字(2009)第 228946 号

北京养生文化

著　　者：张其成
出版发行：求真出版社
社　　址：北京市丰台区卢沟桥城内街 39 号
邮　　编：100165
电　　话：(010)83893585　83896965
印　　刷：北京东君印刷有限公司
经　　销：新华书店
开　　本：700 毫米×1000 毫米　1/16
字　　数：183 千字
印　　张：16.75
版　　次：2010 年 9 月第 1 版　2010 年 9 月第 1 次印刷
书　　号：ISBN 978-7-80258-032-9/R·13
定　　价：25.00 元

版权所有　侵权必究　　　　　　　印装错误可随时退换

前 言

2002年美国温·格林人类学基金（the Wenner Green Foundation）支持的国际合作项目"北京市民养生观念和行为的调查研究"由我担任中方负责人，美国芝加哥大学人类学系教授冯珠娣（Judith B Farqunar）担任美方负责人，由此开始了我和冯珠娣教授的友谊和合作。2006年"北京市民养生实践及其养生文化史研究"被列入北京市教委重点学科资助项目，由我担任该项目的负责人。

这些年来我一直从事中国传统文化和中医文化的研究，尤其热衷于中国养生文化。养生在中国是具有悠久历史和浓厚文化特色的自我保健行为。养生的方法主要有调神、导引、吐纳、食养、药养、四时调摄、情志调摄、运动调摄等。养生的目的在于心身健康、延年益寿。关于养生，我始终认为其实就是将一种积极向上的生活方式和健康幸福的人生态度养成正确的生活习惯。养生关乎日常生活的方方面面，包括衣食住行甚至言谈举止。

北京是具有迷人色彩和厚重历史的文化古都。当代北京市民既有传承下来的各种养生之道，又有各种符合现代气息的养生方法。在进行北京当代市民养生观念和行为的调查研究中，我萌发了研讨北京养生文化史的念头。北京是辽金元明清五朝的国都。自元始，又是统一的中国的首都，是全国政治经济文化的中心。确切地说，北京养生文化是中国养生文化的缩影，但是北京养生文化的地域特色又是非常鲜明的。比如饮食、运动（包括娱乐）、起居、民俗等所包含的养生内涵既有普遍性，又有地域性、民族性。历史上，北京还生活着一类特殊的人群——帝王贵胄，他们是那个时代的贵族，是民众景仰的阶层、社会关注的焦点。高墙深宫遮蔽着的神秘所在、神秘人群的养生方式历来备受关注。拨开历史的迷雾，随着宫廷档案等的逐渐揭秘，我们也试图还原宫廷的养生文化。

老北京人在世俗生活中如何进行养生？现代北京养生文化又是怎样延续和变革了传统？这些问题一直萦绕心间，这本小书就试图对此做出阐释。

书成之后，掩卷沉思，尚有诸多不尽人意之处。是啊！北京养生文化博大精深，包罗万象，浩浩卷帙，亦不足言。有所为必有所不为，有所言必有所不言，挂一漏万，本书的疏漏之处在所难免。

在本书的写作过程中，一直得到美国芝加哥大学冯珠娣教授的帮助，北京中医药大学沈艺老师和潘秋平、程志立、张晓利等同学也为本书的资料收集和整理做了大量的工作，在此致以谢忱！本书的写作参考了《析津志》《酌中志》《帝京景物略》《帝京岁时纪胜》《燕京岁时记》《清稗类钞》等古籍以及现当代学者研究北京历史文化、社会习俗的诸多书籍。前贤为我们记录了历史的真实，使我们有幸一睹历史的容颜，得以与古人对话和交心。了解他们、读懂他们，就是了解我们自己、读懂我们自己，毕竟一切历史都是当代史。

北京中医药大学教授、博士生导师　张其成

2010 年 6 月

目 录

第一章　北京养生：中国式养生的缩影
- 漫漫养生路 ·· 3
- 北京历史 ·· 7
- 北京养生 ·· 10

第二章　饮食与养生
- 饮食养生的原则 ·· 15
- 北京饮食养生特点 ····································· 16
- 金代女真人饮食 ·· 18
- 元代北京人饮食 ·· 18
  - 营养学专著——《饮膳正要》 ················ 20
  - 整羊席 ··· 23
  - 北八珍 ··· 24
  - 奶品 ·· 24
  - 奶茶 ·· 26
  - 奶酪 ·· 26
  - 舍儿别 ··· 26
  - 树奶子 ··· 27
  - 马奶酒 ··· 27
  - 阿剌吉酒 ·· 27
  - 补酒 ·· 28
  - 春盘面 ··· 29

皂羹面	29
山药面	29
切糕	29
烧麦	30
北京烤鸭	30

- **明代北京人饮食** …… 31
  - 灌肠 …… 32
  - 御爱窝窝 …… 32
  - 大顺斋糖火烧 …… 33
  - 六必居酱菜 …… 33
  - 炒麻豆腐 …… 34
- **清代北京人饮食** …… 35
  - 满汉全席 …… 35
  - 小吃 …… 36
  - 饽饽 …… 37
  - 年糕 …… 37
  - 茯苓饼 …… 38
  - 菊花糕和菊花火锅 …… 38
  - 涮羊肉 …… 39
  - 酸菜、血肠与白肉 …… 40
  - 豆汁 …… 41
  - 秋梨膏 …… 41
  - 腊八粥 …… 42
  - 冰食 …… 43
  - 养生酒 …… 47
- **老字号茶庄** …… 49

   张一元茶庄 ················· 50

   吴裕泰茶庄 ················· 51

  ● 老字号药铺 ················· 51

   鹤年堂 ····················· 51

   永安堂 ····················· 52

   同仁堂 ····················· 53

   长春堂 ····················· 53

第三章　运动与养生

  ● 运动养生的原则 ············· 57

  ● 北京运动养生特点 ··········· 57

  ● 健身益智的形体锻炼 ········· 58

   武术 ······················· 58

   赛马 ······················· 59

   马球、步打球 ············· 60

   太极拳 ····················· 60

   放风筝 ····················· 63

   踢毽子 ····················· 64

   抖空竹 ····················· 66

   滑冰 ······················· 66

  ● 愉悦身心的民间娱乐 ········· 67

   下棋 ······················· 68

   春游 ······················· 69

   秋游 ······················· 70

   养花 ······················· 71

   养鸟 ······················· 72

   养金鱼 ····················· 73

养候虫 …………………………………… 73
相声 ……………………………………… 74
拉洋片 …………………………………… 75
看电影 …………………………………… 75
元杂剧 …………………………………… 76
京剧 ……………………………………… 77
民间乐舞 ………………………………… 77
茶馆 ……………………………………… 80
游艺场 …………………………………… 80
天桥八大怪 ……………………………… 81

第四章 节令民俗与养生

- 北京节令民俗养生特点 ………………… 85
  - 恬淡和愉的养神之道 ………………… 85
  - 运动健身的养形之道 ………………… 85
  - 利益众生的养心之道 ………………… 86
  - 顺四时适寒暑的起居之道 …………… 86
- 春节 ……………………………………… 86
  - 腊八节 ………………………………… 87
  - 灶王节 ………………………………… 89
  - 除夕和元旦 …………………………… 90
  - 立春日 ………………………………… 92
  - 元宵节 ………………………………… 93
  - 正月禁忌 ……………………………… 96
- 燕九节 …………………………………… 96
- 龙头节 …………………………………… 97
- 三月三 …………………………………… 98

- 清明节 …………………………………… 98
- 浴佛节 …………………………………… 100
- 立夏日 …………………………………… 102
- 端午节 …………………………………… 103
- 天贶节 …………………………………… 106
- 立秋日 …………………………………… 107
- 中秋节 …………………………………… 108
- 重阳节 …………………………………… 110
- 寒衣节 …………………………………… 111
- 冬至节 …………………………………… 112

第五章　起居与养生

- 北京起居养生特点 ……………………… 117
- 顺应自然，合适为宜：居室与养生 ……… 117
  - 建筑风俗 …………………………… 118
  - 四合院 ……………………………… 120
- 穿衣戴帽，养生为要：服饰与养生 ……… 122
  - 蒙古袍 ……………………………… 123
  - 兀剌靴 ……………………………… 125
  - 兜肚 ………………………………… 125
  - 旗袍 ………………………………… 125
  - 马褂 ………………………………… 126
  - 红缨帽 ……………………………… 127
  - 瓜皮帽 ……………………………… 128
  - 风帽 ………………………………… 129
  - 耳套 ………………………………… 129
  - 朝靴 ………………………………… 130

乌拉鞋 …………………………………… 130

　　旗鞋 ……………………………………… 130

　　内联陞布鞋 ……………………………… 131

　　瑞蚨祥绸布 ……………………………… 132

第六章　庙会与养生

- 庙会溯源及其养生功能流变 …………… 135
- 北京庙会的形式和内容 ………………… 140

　　法会 ……………………………………… 141

　　香会 ……………………………………… 141

　　花会 ……………………………………… 142

　　节会 ……………………………………… 142

　　市会 ……………………………………… 143

　　园会 ……………………………………… 143

- 北京传统庙会概览 ……………………… 143
- 北京庙会养生特点 ……………………… 148

　　诚意正心，啬神养生 …………………… 149

　　顺应时序，法天养生 …………………… 151

　　满足民生，适欲养生 …………………… 157

　　寓教于庙，心理养生 …………………… 159

　　出游户外，运动养生 …………………… 164

　　醮仪驱疾，心灵养生 …………………… 168

第七章　宫廷养生

- 宫廷养生特点 …………………………… 177
- 故宫 ……………………………………… 177
- 太医院 …………………………………… 179
- 御药房 …………………………………… 183

- 宫廷运动与娱乐 …………………………… 184
  - 狩猎与骑射 …………………………… 184
  - 冰嬉 …………………………………… 185
  - 马球与蹴鞠 …………………………… 186
  - 宫廷乐舞 ……………………………… 186
  - 书画 …………………………………… 188
  - 斗蟋蟀、斗鸡 ………………………… 189
  - 饲养宠物 ……………………………… 190

- 宫廷节令习俗 ……………………………… 191
  - 春节 …………………………………… 191
  - 清明节 ………………………………… 193
  - 端午节 ………………………………… 194
  - 重阳节 ………………………………… 194

- 宫廷饮食 …………………………………… 195
  - 元代宫廷饮食 ………………………… 195
  - 明代宫廷饮食 ………………………… 196
  - 清代宫廷饮食 ………………………… 199

- 帝王养生 …………………………………… 201
  - 元代帝王养生 ………………………… 201
  - 明代帝王养生 ………………………… 204
    - 明成祖和崇祯帝的养生之道 ………… 204
    - 纵欲加丹药：明代帝王之慢性自杀 …… 205
  - 清代帝王养生 ………………………… 212
    - 康熙长寿之谜 ………………………… 212
    - 丹药与雍正之死 ……………………… 217
    - 十全老人：乾隆 ……………………… 219

慈禧养生秘诀 ·················· 221

第八章　现代北京市民养生

- 北京市民养生保健状况调查 ·················· 227
- 北京市民的养生谚语 ·················· 234
- 访谈案例 ·················· 236
  - 心态平和 ·················· 236
  - 生命在于锻炼 ·················· 237
  - 莫生气 ·················· 239
- 北京企业家养生 ·················· 240
  - 郁闷：企业家的流行词 ·················· 240
  - 北京企业家的主要养生方法 ·················· 243
  - 洞悉企业家的心灵困惑 ·················· 245

参考文献 ·················· 252

第一章

北京养生：
中国式养生的缩影

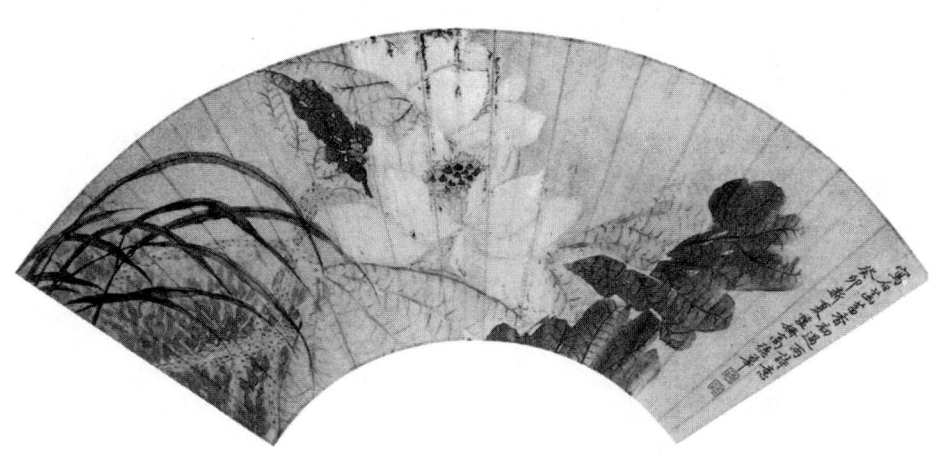

"以燕京而视中原，居高负险，有建瓴之势，……形胜甲天下，层山带河，有金汤之固，诚万古帝王之都。"作为泱泱大国的首都，北京自有其天时地利人和的优势。异族文化与汉文化在此的交流融合，使北京文化既有浓厚地域特色又有强烈的时代气息，包括北京养生文化。老北京人，上至帝王贵胄，下至黎民百姓，都在践行着古老的中国式养生。北京养生是中国养生的一个缩影。

第一章 北京养生：中国式养生的缩影

漫漫养生路

对自我生命的关注和保护，是人类诞生以来的一种本能，也是不同民族共同的主题。中国有大量的文献记载和文物资料，所以，在中国我们能清楚地看到养生的发展历史。

在古代，养生又称摄生、道生、养性、卫生、保生、寿世等。《老子》有"善摄生者"的论述，《庄子》有《养生主》一篇，专论养生。"养生"一词最早见于《庄子》内篇《养生主》。所谓"养"，即保养、调养、补养、护养之意；所谓"生"，就是生命、生存、生长之意。总之，"养生"就是保养生命的意思。人人都希望能够延年益寿，享受生命长久的快乐。

可以说，随着火种的发现，养生就开始了。火种的发现使人类开始注意饮食卫生，"炮生为熟，令人无腹疾"；"灸、熨"的产生，对保护人体健康、治疗疾病起到积极作用。"昔陶唐氏之始，阴多滞伏而湛积，水道壅塞，不行其原，民气郁瘀而滞着，筋骨瑟缩不达，故作为舞以宣导之。"说明运动养生在当时已开始萌芽。中国养生活动早在上古时期就有记载，当时人类已经注意到居住和衣着条件改善的意义。

春秋战国时代，养生思想和养生理论已经很丰富，出现了儒家、道家和医家等不同的养生学派。如老子、庄子等道家提出了"清静无为"、"返朴归真"、"顺应自然"、"贵柔"、

"贵畜"、"动形达郁"的养生思想。孔子、孟子、荀子等儒家提出"精神调摄"、"道德养生"以及"饮食卫生"的养生思想。《吕氏春秋》等杂家提出"毕数之务，在乎去害"、"趋利避害，顺应自然"、"动形以达郁"的养生思想。医家的养生思想则以《黄帝内经》为代表。

《黄帝内经》建立了一个庞大的养生学理论体系，包括对生命起源的认识："天地合气，命之曰人。"对生命与自然关系的认识："人与天地相应，与四时相参"、"顺四时而知寒暑"、"春夏养阳，秋冬养阴"。《黄帝内经》认为养生的关键就在于掌握"道"，"上古之人，其知道者，法于阴阳，和于术数，食饮有节，起居有常，不妄作劳，故能形与神俱，而尽终其天年，度百岁乃去"，提出精神调摄、起居养生、饮食养生、房事养生、导引按跷等养生方法。

《黄帝内经》已经认识到人的寿夭取决于很多因素，诸如先天禀赋、后天调养、疾病防治、生活环境等，这里仅以先天禀赋和后天调养为例阐述。

先天禀赋的好坏主要表现在脏腑的强弱上。有的人即使遇到猛烈的致病邪气也不生病，而可以享受天年；有的人虽然格外小心，时时注意防御邪气，还是经常生病，从而短寿夭折，原因就在于五脏六腑禀赋有强弱之别。脏腑是人体强壮的根本，也是寿命的根本，所以《黄帝内经》说："夫五脏者，身之强也……得强则生，失强则死。"从先天禀赋来说，有的人"天寿过度，气脉常通，而肾气有余也"，能够年虽老而仍有子，也就是说先天禀赋好的人，生育能力也衰退得晚。

《黄帝内经》认为人的先天禀赋可以从面相上反映出来，

第一章　北京养生：中国式养生的缩影

并可据此判断其寿夭。如先天禀赋足的人"明堂广大，蕃蔽见外，方壁高基，引垂居外，五色乃治，平博广大，寿中百岁"；先天禀赋不足的人"墙基卑，高不及其地者，不满三十而死，其有因加疾者，不及二十而死也"。《灵枢·寿夭刚柔》还记载了通过观察形气等判断寿夭的方法："形与气相任则寿，不相任则夭。皮与肉相果则寿，不相果则夭。血气经络，胜形则寿，不胜形则夭。"其中讲五官的位置也好，面部的状态也好，人的形与气、皮与肉的关系也好，都是自然生成的模样，反映的是先天禀赋的状态，很难通过后天发生改变的。

从后天调养来说，善于养生的人就能长寿，不善养生者寿命就易缩短。如《灵枢·本神》说："智者之养生也，必顺四时而适寒暑，和喜怒而安居处，节阴阳而调刚柔，如是则僻邪不至，长生久视。"《素问·上古天真论》批评不善于养生的人："以酒为浆，以妄为常，醉以入房，以欲竭其精，以耗散其真，不知持满，不时御神，务快其心，逆于生乐，起居无节，故半百而衰也。"

从汉代以后，养生的理论和实践都有发展，养生的方法包括静神、动形、固精、调气、食养及药饵等多种。养生学术流派众多，主要有道家养生、儒家养生、医家养生、释家养生和武家养生等五大派。

养生是人类为了自身生存和健康长寿的需要，根据生命的发展规律，在整个生命过程，综合协调多种能够保养身体、防御疾病、延缓衰老的手段或方法，以达到增进健康、延长寿命、提高快乐指数、提高生命质量的一种自觉的保健活动。

养生的含义根据养生者的情况、养生的目的，可分为狭义和广义两种。一是狭义的养生，指未病、已病或病后的养生。这些养生者往往是亚健康、不健康的人。没有生病时养生是为了防病（未病先防），也就是为防止疾病的发生，从摄生、避邪和谨微等方面着手进行的调养；一旦得病又要采取药物和非药物等各种手段和措施以减轻疾病、治愈疾病并防止疾病加重和传变（已病防变），一旦疾病好转和治愈后，还要采取各种手段和方法以防止疾病复发（病后防复）。其养生的目的是为了健康。二是广义的养生，指日常生活中的养生。这些养生者往往是身体健康或比较健康的人。这种养生不以防病、治病为目的，而以提高生活质量（快乐、幸福）、提高生命长度（长寿）为目的。从现代医学角度看，狭义养生相当于现代医学所说的"保健医学"、"预防医学"；广义养生则不属于保健医学、预防医学范畴。

我们这里所说的养生是广义的养生，目的在于心身健康、延年益寿。养生不仅仅是一种体育锻炼或者饮食调理，而且还是一种积极向上的生活方式和健康幸福的人生态度。《黄帝内经》提出养生之道在于："法于阴阳，和于术数，食饮有节，起居有常，不妄作劳，故能形与神俱。"养生就在当下，关乎我们日常生活的方方面面，我们是日用而不知其中的奥妙，做到"食饮有节，起居有常，不妄作劳，形与神俱"，把养生变成一种生活方式、一种生活习惯、一种生活态度。每时每刻都这么做，健康快乐长寿就不会与我们擦肩而过。

第一章　北京养生：中国式养生的缩影
Bei jing yang sheng zhong guo shi yang sheng de suo ying

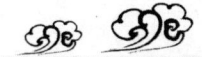

北京历史

北京是一座具有悠久历史的古城，位于东西地势的交汇处，是中原北方的门户。《日下旧闻考》言："幽州之地，左环沧海，右拥太行，北枕居庸，南襟河济，诚天府之国。"古代帝王选择何处定都，是一件国家大事，关乎王朝社稷和国运兴衰。北京作为泱泱大国的首都，享此殊荣，自有其天时地利人和的优势。古人认为"以燕京而视中原，居高负险，有建瓴之势，……形胜甲天下，层山带河，有金汤之固，诚万古帝王之都"。

将北京作为中国的首都，始于元朝。1215年，蒙古铁骑军攻陷金中都，元取中都后，于1267年修筑新都，称为"大都"。自此以后，除明太祖朱元璋和惠帝朱允炆曾定都南京外，北京一直是全国的首都。历经元、明、清、民国直到现在，从封建社会到半封建半殖民地社会直到社会主义新中国，北京一直是全国的政治经济文化中心，见证了中华民族自强不息、团结奋进、厚德载物的伟大品格。

北京历史源远流长，是人类文明发祥地之一。远在50多万年前，北京周口店就活跃着中华民族的远古祖先——北京猿人。他们已经会使用火和保存火种。

在距今约2.7万年前的旧石器时代晚期，山顶洞人也在这里繁衍生息。他们会用兽皮缝制衣服，用兽骨、蚌壳等磨制装饰品。

公元前1045年周灭商后，分封诸侯。据《史记·周本纪》载，武王封帝尧之后在蓟，武王封召公于燕。后来燕兼并蓟，迁都蓟城。据考证，蓟城就在今北京城宣武门至和平门一带。

最早定都北京的是战国时的燕国，在北京房山区琉璃河镇董家林村发现的燕国文化遗址，包括城址、燕国贵族的墓葬群、带有燕侯铭文的青铜器等，这是北京建城最早的见证，距今已有三千多年的历史。

战国时代，燕国壮大成北方一强国，位列七雄之一，但势力在七雄中相对弱小。《史记·燕召公世家》说："燕外迫蛮貊，内错齐、晋，崎岖强国之间，最为弱小，几灭者数矣。"燕赵古多慷慨悲歌之士，战国末年，燕太子丹派荆轲刺杀秦王，失败被杀。败者尤荣，荆轲仗剑西行的豪情演绎了一首气壮山河的英雄悲歌。公元前222年，燕国为秦国所灭。

蓟城在秦汉时期是中原王朝的北方重镇。三国时期，蓟城为幽州属地，从曹魏一直到隋唐都是北方重镇。

唐天宝元年（742年），幽州被改称为范阳郡，仍设治蓟城。唐天宝十四年节度使安禄山发动了著名的"安史之乱"，唐王朝发生了由盛到衰的转变。安禄山自封皇帝，定国号为"大燕"，把范阳郡称作"大都"。这是北京第一次被称作"大都"。

后来安禄山部将史思明夺取了大燕政权，效法安禄山自称皇帝，把范阳改称为"燕京"，这是北京第一次被称作"燕京"。安史之乱结束以后，唐政府又改范阳郡为幽州。

五代初，辽太宗耶律德光于会同元年（938年）升幽州为南京，又称燕京，作为辽的陪都。

第一章 北京养生：中国式养生的缩影
Bei jing yang sheng zhong guo shi yang sheng de suo ying

1153年，女真人创建的金朝迁都燕京，初名圣都，后更名中都。女真族是一个历史悠久的民族，他们的先祖渊源于先秦古籍中记载的肃慎人，一直繁衍生息在我国东北白山黑水一带。

1234年，即金哀宗天兴三年，宋理宗端平元年，蒙古可汗窝阔台灭金，夺取了女真人统治下的中国北方政权。1271年，即宋度宗咸淳七年，元世祖至元八年，蒙古可汗忽必烈改蒙古国号为"大元"。1272年2月，改中都为大都，定国都于此。1279年，元灭南宋统一中国，结束了中国从五代开始持续三个多世纪的分裂状态。元朝是我国历史上第一个少数民族建立的统治全国的封建王朝。元朝的疆域在中国历史上是最广的，《元史·地理志》描述元代版图："北逾阴山，西极流沙，东尽辽左，南越海表。"今日中国的辽阔疆域，基本上是在元代定下轮廓。

明朝（1368年～1644年）是中国历史上最后一个汉族所建的封建王朝。1368年明太祖朱元璋在应天（今南京）称帝，同年改大都为北平府。朱元璋是中国历史上第一个和尚出身的皇帝，颇有一些传奇色彩。朱元璋做皇帝期间，汲取历朝灭亡的教训，认为要巩固基业，必须分封同姓王爷。于是，他的诸多儿子和孙子都被分在各地做王爷，权倾一方。1370年朱元璋封第四子朱棣为燕王，管辖北平府。朱元璋的孙子建文帝朱允炆登基以后，眼见自己的叔叔们各自为政，很快就要威胁到自己的统治，于是就实行"削藩"政策。一直对帝位虎视眈眈的朱棣终于找到一个借口，打着"清君侧"的名号，发动了史称"靖难之役"的战争。这场战争打了四年，于1402年，以朱棣夺取帝位，建文帝不知所终而告结束。

朱棣在北平府苦心经营多年，已经创下一片基业。在南京称帝，又不是名正言顺，心里多少有点不自在。加之建文帝朱允炆又下落不明，这成了朱棣的一块心头石。朱棣为了寻找建文帝的下落煞费苦心。据说他派遣郑和下西洋，其中的隐情就是想让郑和寻访建文帝的下落。固守北平，还可以防御蒙古人的侵犯。于是，朱棣动了回北平做皇帝的心思。明永乐元年（1403年）正月，北平被改称为北京。1406年明成祖朱棣下诏迁都北京，同时开始紫禁城的营建。1420年明代紫禁城基本竣工，次年正月，朱棣正式迁都北京，改南京作陪都。

明万历四十四年（1616年），努尔哈赤建立大金国，史称后金，定都赫图阿拉（在今辽宁省新宾县境内）。明崇祯九年（1636年），皇太极改国号为清。清朝（1644年～1911年）是以聚居我国东北地区的满族贵族为主体建立起来的最后一个君主专制的封建王朝。顺治元年（1644年）十月，福临在燕京即帝位，下诏"定鼎燕京"。清兵入关后，满族统治者全面接受汉族文化，满、汉人民杂居共处，文化和生活习俗逐渐融合。

北京养生

北京作为全国的首都，异族文化与汉文化的交流融合给北京注入了新鲜的血液，使北京文化带有浓厚的地域特色和时代特色，北京养生文化是北京文化的重要组成部分。养生

第一章 北京养生：中国式养生的缩影
Bei jing yang sheng zhong guo shi yang sheng de suo ying

的范围无论在古代还是现在，都非常广泛，几乎涉及到日常生活的各个方面。只要有利于人体健康、快乐、长寿的一切做法，都属于养生的范围。老北京人，上至帝王，下至百姓，都在践行古老的中国养生文化。

北京养生是中国养生的一个缩影，北京人的养生理念、具体的养生方式，比如饮食、居住、出行、运动、心情、为人处事等，都受中国传统养生文化的影响。中国式养生重视精神养生，认为形神兼养，而神是第一位的。

在对当代北京市民的养生观调查中，精神、饮食、运动、起居等影响养生的因素中，大多数北京人仍然认为精神因素是第一位的。精神好、心情好、快乐，才能健康。提高精神生活的实践就是养生，即使写写字也是养生。良好的家庭氛围，轻松、亲密的人际关系，时时保持的快乐生活是北京人的养生重头戏。北京人无论是下棋、怡情翰墨、养花遛鸟，还是听听京戏、逛逛庙会、读书打禅等皆是修心养性之法。

北京养生文化也或多或少的对中国其他地区产生了一些影响，甚至很多养生实践是在京城发源后才逐渐流传到其他地区。在元朝时出现了中国第一本营养学专著——《饮膳正要》。北京的传统小吃品种繁多，有些已经享誉海内外。骑射、摔跤、滑冰等运动在北京广泛开展，也在中国其他地方得到发展。家喻户晓的太极拳，就是以北京地区为传播窗口，逐渐走向社会、面向大众的。

北京人重视养生，到了现代，北京市民既有传承下来的各种养生之道，又发展了各种符合现代气息的养生方法。21世纪初随着人们思想观念的转变，健康也逐渐为大众所关注，百姓追求的不再仅仅是身体的健康，更重视心灵和社会适应能力的健康。养生不仅融入北京市民日常生活，而且已经成为诸多媒体报道的主题。在当代的北京，只要有一小块空地，就有养生。太极拳、气功、书法、歌舞、冥想、伸伸懒腰、下棋、遛鸟、晒太阳，都是很容易见到的养生场景。

　　后海公园，大约七点半的时候，许多跳舞者在湖边的小广场上把录音机音量开到最大，伴随着音乐跳舞。旁边不远的甬路上孩子们在开着电瓶车。太极剑早已经练起来了，他们也有录音机，录音机播放着的缓慢、轻柔的音乐与不远处的现代舞音乐相互呼应。年过半百的老人在缓缓地跑步，或者倒退着走路，脸上透露着一种平静的满足。这是一幅并不陌生的场景，每天早晨在北京的大小公园都有很多人在养生。

　　对于当代北京人来说，养生实践不仅在延续古老的养生传统，同时也在有意无意地充实着北京都市生活，丰富着北京都市文化。

第二章

饮食与养生

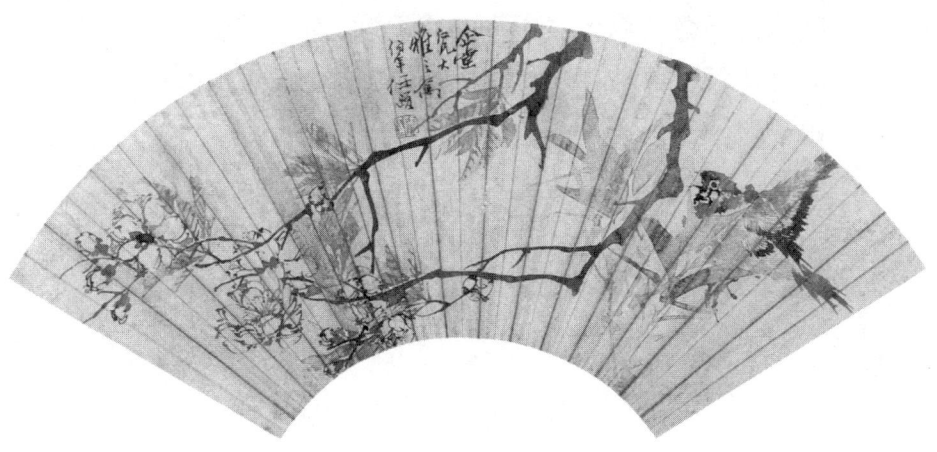

北京，不仅仅拥有着千年的建都史，更拥有着集合大江南北的民俗文化而形成、演变过来的具有北京特色的传统文化。北京传统饮食文化，就是其中璀璨之星。作为金、元、明、清四朝的国都，女真、蒙、满、回等民族在此交汇融合，使得北京饮食呈现出百家荟萃、民族风格鲜明的习俗特色。从耳熟能详的炸灌肠、糖火烧等民间小吃，到享誉中外的全聚德烤鸭等"中华老字号"，每一个细节都蕴含着老北京人对饮食的重视和崇尚饮食养生的特色。

第二章 饮食与养生

饮食养生的原则

饮食养生是要讲原则的。中国古代的饮食养生讲究的主要原则有三点:

第一,食宜专心。

孔夫子说过吃饭的时候不能说话,"食不言,寝不语"。"食不言"这一点,在现代社会仍有意义。现代人为了交际的需要,谈事的时候需要请客吃饭,聚在一起说话,这对食物的消化和吸收、保持心情的平和都是不利的。佛教讲进餐的时候要把心思专注于当下这一刻的就餐上,分明地知道"我在吃"。这样,精神专注而又不执著,心身统一,饮食物才能被很好消化利用。

第二,五味调和。

五味是指食物具有酸、苦、甘、辛、咸五味。《黄帝内经》云:"五谷为养,五果为助,五畜为益,五菜为充,气味合而服之,以补精益气。"又说:"谷、肉、果、菜,食养尽之。"按照《黄帝内经》的说法,要五味俱全,五谷、五果、五畜、五菜都要搭配起来吃。在选择食物时,必须五味调和,这样才有利于健康。《黄帝内经》认为,若五味过偏,就会导致疾病的发生:咸味的东西吃多了,会使流行在血脉中的血瘀滞;苦味的东西吃多了,可使皮肤枯槁、毛发脱落;辣味的东西吃多了,可引起筋脉拘挛、爪甲干枯不荣;酸的东西吃多了,会使肌肤失去光泽、变粗变硬;多吃甜味,能使骨骼疼痛、头发脱落等。以上都是因五味失和而影响机体健康的情况，从反面强调了五味调和的重要性。五味调和实际上是说要全面合理地调配饮食，讲究科学的饮食观。

第三，饮食有节。

《黄帝内经》说养生的法则在于："法于阴阳，和于术数，食饮有节，起居有常，不妄作劳。"过犹不及，饮食必须适度。饮食不节是引发疾病的重要原因。贪吃暴食不利于身体安宁。暴食暴饮易使中焦气机痞塞，升降失司而变生消化道疾病。尤其是饥饿状态下不宜饱餐。"饮食有节"还强调饮食应该有规律。孔子提倡"不时不食"，主张一日三餐，食之有时，也就是说饮食宜定时。《尚书》早就说过"食哉惟时"，意思是说，人们每餐进食应有较为固定的时间，这样才可以保证消化吸收正常地进行，脾胃活动时能够协调配合、有张有弛。时饥时饱，导致饥饱不匀，易损伤胃气。

当然，中国古人还讲究饮食要顺应春生、夏长、秋收、冬藏的四时原则，注重饮食的四时宜忌等。

北京饮食养生特点

北京作为金、元、明、清四朝的国都，社会经济发展迅速，人民生活水平改善较大。北京的饮食习俗也因受地域的影响和历史原因，女真、蒙、满、回等民族饮食习俗融合交汇，饮食百家荟萃、民族风格鲜明。同时各民族饮食相互影响、渗透，比如女真人饮食从最初的鄙陋发展到受汉族饮食影响，爱吃面、粥等；蒙古人爱吃羊肉；满族人喜欢吃猪

第二章 饮食与养生

肉；汉人喜欢吃面食等等。这些习俗在北京都相互融合，并产生了一些新的饮食习俗。北京饮食品种繁多，出现很多名吃，如北京烤鸭、茯苓饼、切糕、涮羊肉等，都是全国有名的。北京菜除京菜外，川菜、鲁菜、湘菜、粤菜等在北京都有亮相。

北京吃食名满天下，有很多知名菜馆。《旧都文物略》列举了北京名吃和北京名菜馆、饭庄："北平著名食物，如月盛斋之酱羊肉，六必居之酱菜，王致和之臭豆腐，信远斋之酸梅汤，恩德远之包子，穆家寨之炒疙瘩，灶温之烂肉面，安儿胡同之烤羊肉，门框胡同之酱牛肉，滋兰斋之玫瑰饼，同和居之大豆腐，二妙堂之合碗酪，新丰楼之芝麻元宵，都一处之炸三角，正阳楼之螃蟹，东来顺之涮羊肉，西来顺之炸羊尾，兰华斋之蜜糕，金家楼之汤爆肚，便宜坊之烤鸭，致美斋之萝卜丝饼，福兴居之锅贴，虾米居之兔儿脯，聚仙居之灌肠，砂锅居之白肉，冬日之菊花锅，夏日之冰碗，均极脍炙人口，喧腾一时。"

北京人好吃，爱吃，也讲究吃，不仅讲究食物的色香味，同时也重视食物的营养价值。北京人日常饮食中具有保健医疗作用的食品很多，《饮膳正要》就记载了粥、面、茶、馒头、角儿、烧饼等饮食的食疗价值。食物品种多样化，荤素搭配，粗细结合，膳食结构合理，能够保证营养均衡。

北京人很讲究因时择食。根据气候条件，适应春温、夏热、秋燥、冬寒的气候特征，变化饮食结构和习俗。比如，夏天吃冰食，喝绿豆粥、荷叶粥；冬天涮火锅，吃羊肉等。

金代女真人饮食

金代女真人是游牧民族，性勇悍，善骑射，从事农业生产的同时，也喜欢进行渔猎活动。饮食主要以鱼畜肉产品为主。女真人早期饮食较为简单、粗糙。《大金国志》记载："（女真）饮食甚鄙陋，以豆为浆，又嗜半生米饭，渍以生狗血及蒜之属，和而食之。"进入中原以后受汉民族饮食习惯影响较多，例如吃面食、喝粥等。

女真人有一种较为独特的饮食习俗，就是用面煎白芍药，不仅味道鲜美，而且白芍药有益脾、养血柔肝、缓中止痛的养生功效。《大金国志》云："女真生芍药花，北方以为瑞。女真多白芍药花，皆野生，绝无红者。好事之家采其芽为菜，以面煎之，凡待宾素斋则用。其味脆美，可以久留。"

女真人常吃的水果有栗、榛、樱桃、枣、桃、梨、李子、松实等，蔬菜则主要包括葱、豆类、竹笋等。女真人喜欢喝酒，酒量很大，每逢婚嫁、宴会、出征等大型聚会，女真男子都喜欢豪饮。

元代北京人饮食

有元一代北京饮食呈现出民族饮食大融合的趋势，汉族、蒙古族饮食习俗在此期大融合，二者相互影响，在饮食习惯方面出现了一些新的变化。例如，汉族饮食受蒙古族影响，肉食、奶制品的食用比例在日常饮食中逐渐增加；蒙古

第二章 饮食与养生

饮食受汉族饮食的影响，吃面食比例增加，烹饪技术得到改进。

元代蒙古民族为中国饮食文化的发展做出了突出贡献。元代蒙古贵族君临全国，实行民族压迫政策，将全国人口分为蒙古人、色目人、汉人、南人四个等级，蒙古人是地位最高的，朝廷也给予特别的厚遇。这就客观上促进了蒙古文化的推广，包括饮食文化。

蒙古族是游牧民族，在一望无际的草原逐草放牧，狩猎捕鱼，猎物就成为他们的主要食品，比如黄羊、野兔、野羊、野马、鱼等。从事畜牧业生产后，既吃猎物，也吃家畜和奶制品。蒙古族饮食以乳类和肉类为主，食用羊肉是最普遍的。大都人日常生活离不开羊肉。富贵人家子弟早上起来先吃些醒酒汤，或者点心，然后就打饼熬羊肉，或者用白水煮羊腰节胸子。举行宴会时羊肉也是必需品。重用羊品是蒙古族的饮食习俗之一。

同时，蒙古人入主中原也把他们尚饮酒的风俗带到了大都。当时的大都酒肆林立，有的酒肆酿酒所耗的粮食每月超过万石，整个大都酿酒所耗粮食可说是不可胜计。饥荒年间元统治者甚至下令禁止大都酿酒。可见蒙古人饮酒风气之盛，上至帝王贵族，下至普通百姓，皆以饮酒为乐。

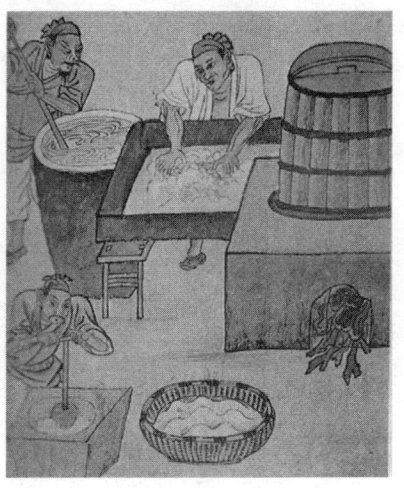

制　酒

◎ 营养学专著——《饮膳正要》

《饮膳正要》的作者忽思慧，一译和斯辉，生卒年月不详，蒙古族（一说为元代回回人），约为十三、十四世纪间人。忽思慧兼擅蒙汉医学，长期担任元朝宫廷饮膳太医，负责宫廷中的饮食调理、养生疗病诸事，是卓有成就的营养学家。

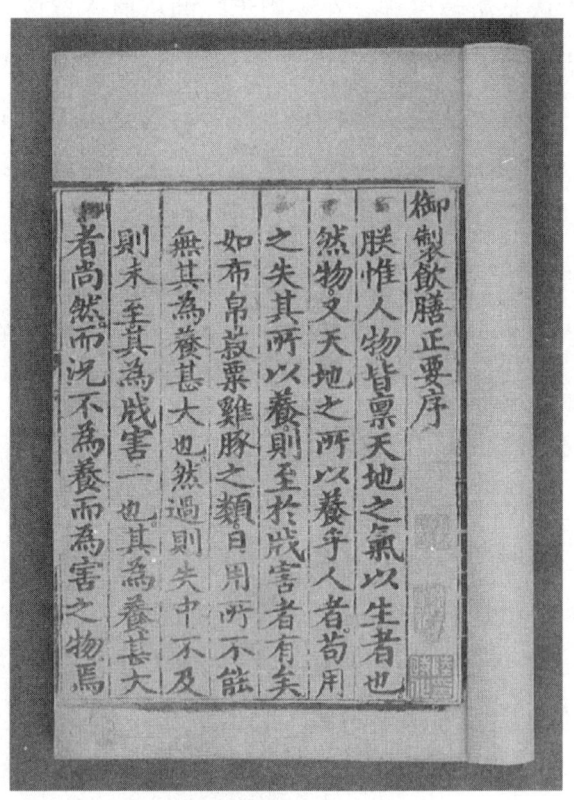

《饮膳正要》书影一

忽思慧"累朝亲侍进用奇珍异馔，汤膏煎造，及诸家本草，名医方术，并日所必用谷肉果菜，取其性味补益者，集成一书，名曰《饮膳正要》"。《饮膳正要》是我国第一部营

第二章 饮食与养生

养学专著,反映了元代宫廷饮食、元大都饮食的特点,对饮食养生有比较全面的认识,发展了食补理论。

《饮膳正要》成书于元天历三年(1330年),全书共三卷。卷一言养生避忌、妊娠食忌、乳母食忌、饮酒避忌、聚珍异馔;卷二讲诸般汤煎、诸水、神仙服食、四时所宜、五味偏走、食疗诸病、服药食忌、食物利害、食物相反、食物中毒及禽兽变异;卷三论米谷品、兽品、禽品、鱼品、果菜品和料物性味等。该书记载的药膳方和食疗方非常丰富,它从健康人的实际饮食需要出发,制定了一套饮食卫生法则,是一部很有价值的营养学著作。

忽思慧认为保养之道在于"守中"。"中"是"和"的另一种表达方式。中医学重视阴阳平衡,从《黄帝内经》开始就发展了以"阴阳五行"象数模型为核心框架的"调和致中"思维方式。《素问·生气通天论》说:"凡阴阳之要,阳密乃固。两者不和,若春无秋,若冬无夏,因而和之,是谓圣度。故阳强不能密,阴气乃绝;阴平阳秘,精神乃治;阴阳离决,精气乃绝。"张仲

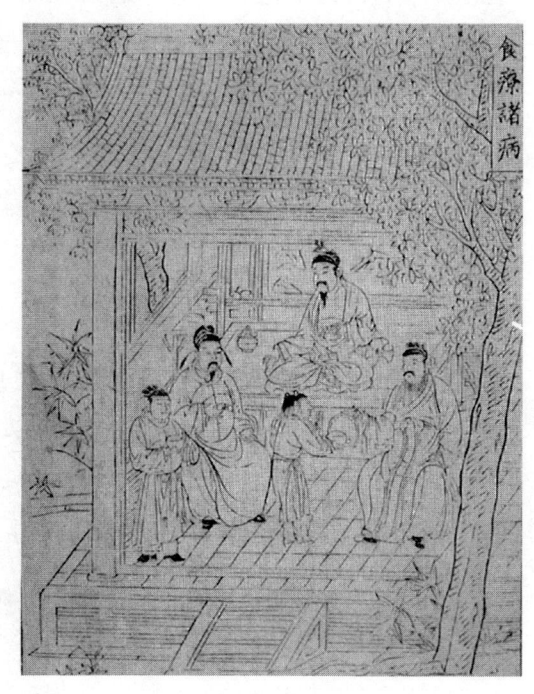

《饮膳正要》书影二

景以"阴阳自和"的思想来解释人体疾病自愈的机制。中医学强调"阴平阳秘，精神乃治"，注重"阴阳和合"，阴阳并重。养生关键在于"守中"，以追求阴阳和合。

"守中"也是儒家的重要思想，儒家著作就记载了孔子的心身修养和生活习惯，包含着丰富的养生学内容。如孔子认为："天道以中庸为法，过犹不及，皆致失常，养生之道不离中庸则可望颐养天年。"

忽思慧《饮膳正要》说："夫安乐之道，在乎保养，保养之道，莫若守中，守中则无过与不及之病。春秋冬夏，四时阴阳，生病起于过与，盖不适其性而强。故养生者，既无过耗之弊，又能保守真元，何患乎外邪所中也。故善服药者，不若善保养，……善摄生者，薄滋味，省思虑，节嗜欲，戒喜怒，惜元气，简言语，轻得失，破忧阻，除妄想，远好恶，收视听，勤内固，不劳神，不劳形，神形既安，病患何由而致也。"

忽思慧注重顺时养生。顺时养生，是养生的重要法则。《黄帝内经》特别强调养生要"因时之序"。例如，春天要"夜卧早起，广步于庭，被发缓行，以使志生"；夏天要"夜卧早起，无厌于日，使志无怒"等等。如果人们不遵循"因时"之序，那么"逆春气，则少阳不生，肝气内变。逆夏气，则太阳不长，心气内洞。逆秋气，则太阴不收，肺气焦满。逆冬气，则少阴不藏，肾气独沉"。

《饮膳正要·四时所宜》在引用《素问·四气调神大论》四时养生法则以后，讲述了四时饮食和衣着宜忌。《饮膳正要》说："春气温，宜食麦，以凉之，……禁温饮食及热衣服。夏气热，宜食菽，以寒之，……禁温饮食，饱食，湿

第二章 饮食与养生

地,濡衣服。秋气燥,宜食麻,以润其燥。禁寒饮食,寒衣服。冬气寒,宜食黍,以热性治其寒。禁热饮食,温炙衣服。"这段话说明四时气候的变化对人体的生理、病理有很大影响,故人们在不同的季节应选择不同的饮食。

《饮膳正要》还专设"养生避忌"一章,谈养生所应禁忌的事项,认为:"一日之忌,暮勿饱食;一月之忌,晦勿大醉;一岁之忌,暮勿远行;终身之忌,勿燃灯房事。"

◎ 整羊席

羊在传统文化中,代表着吉祥、美好、温顺之意,是古代祭祀用的三牲之一。羊肉性温热,味甘,补元阳,益血气,开胃健力,肉质细嫩,美味可口。李东垣说:"羊肉甘热,能补血之虚,有形之物也,能补有形肌肉之气。"《日华子本草》说羊肉"开胃肥健"。两千年多年来,张仲景《金匮要略》中的"当归生姜羊肉汤"一直是治疗寒劳虚羸的滋补名方。

羊全身都是宝。忽思慧在《饮膳正要》中详细论述了羊各部分的食用和药用价值,记载"羊肉:味甘,大热,无毒。主暖中,头风,大风,汗出,虚劳,寒冷,补中益气。羊头:凉,治骨蒸,脑热,头眩,瘦病。羊心:主治忧恚,膈气。羊肝:性冷,疗肝气虚热,目赤暗。羊血:主治女人中风、血虚,产后血晕,闷欲绝者,生饮一升。羊五脏:补人五脏。羊肾:补肾虚,益精髓。羊骨:热,治虚劳,寒中,羸瘦。羊髓:味甘,温。主治男女伤中,阴气不足,利血脉,益经气。羊脑:不可多食。羊酪:治消渴,补虚乏。"李时珍的《本草纲目》也对羊肉、头蹄、羊皮、羊脂、羊血、羊乳、羊脑、羊髓、羊心、羊肺、羊肾、羊胃、羊胰、

> **小贴士**
>
> 《金匮要略》曰:"寒疝腹中痛,及胁痛里急者,当归生姜羊肉汤主之。"当归生姜羊肉汤方:当归三两,生姜五两,羊肉一斤。右三味,以水八升,煮取三升,温服七合,日三服。

羊舌、羊睛、羊筋、羊齿、羊头骨、羊脊骨、羊尾骨、羊胫骨、羊须、羊溺、羊屎，甚至是羊腹中的草积块等的药用和食用价值都做了全面介绍。蒙古人发明了"整羊席"，对羊的价值进行了全方位的开发利用。

整羊席也称"全羊席"，是用羊的各个部位烹制出各具特色不同口味的菜肴。《蒙古族风俗志》记载：全羊七十六菜，每菜都不露"羊"字。如以羊眼睛做的菜名叫"烩凤髓"，以羊百叶做的菜名叫"素菊花"，以蹄筋、骨髓合烧的菜名为"蜜汁髓筋"等。看来，整羊席不仅是美味佳肴，连诸道菜肴的名字也是儒雅新奇。

整羊席在清代有所发展，成为清宫廷的常用食品。清宫宴请蒙古王公大臣的时候，整羊席是常备菜肴。

◎ 北八珍

北八珍亦称"蒙古八珍"，是元代蒙古族的一种饮食风俗。八珍是用于高级宴席的八种佳肴，在元代宫廷由御膳房厨师制作。陶宗仪《南村辍耕录》记载："所谓八珍则醍醐、麈沆、野驼蹄、鹿唇、驼乳糜、天鹅炙、紫玉浆、玄玉浆也。玄玉浆即马奶子。"

清代，蒙古王公贵族宴请清朝皇帝、皇帝回赐蒙古族王公大臣时，都用八珍席。八珍是名贵之物，原料皆是稀罕物品，对普通百姓而言绝对是一种奢侈品。

◎ 奶品

牛、羊、马、骆驼等的鲜乳和乳制品是蒙古民族的主要乳类产品，也是他们的日常饮食佳品。

牛乳味甘性微寒，具有解热止渴、润肠润肤、补虚健脾等功效，久服可使人面目光悦、身体健康。《本草纲目》说："牛乳，甘，微寒，无毒。补虚羸，止渴。养心肺，解热毒，润皮肤。"

羊乳甘温无毒，温中补虚、润心肺、补肺肾气、益精气、利大肠。

元代人喝马乳在贵族中也比较常见。《本草纲目》说："马乳，甘，冷，无毒。止渴。治热。作酪，性温，饮之消肉。"意大利旅行家马可·波罗在其游记中说："鞑靼人饮马乳，其色类白葡萄酒，而其味佳，其名曰忽迷思。"当时的大汗忽必烈"豢养了成千上万的牡马和牝马，色白如雪。只有成吉思汗的直系亲属，才有权利饮用这种马乳"。喝完忽迷思以后，胃会感到很舒服，忽迷思还有利尿的功效。

驼乳是蒙古民族的一种贵重饮料，上层贵族多饮用驼乳，认为驼乳能防病治病，益于健康。《饮膳正要》云："驼乳（原注：系爱剌），性温，味甘。补中益气，壮筋骨，令人不饥。"蒙古人用驼乳制作各种各样的奶制品，这些奶制品呈琥珀色，营养丰富，并且不易变硬，可较长时间保持鲜嫩。

元大都人不仅喝鲜乳，也吃各种乳制品。马可·波罗《东方见闻录》说："他们还作一种干燥的固体奶块，随身携带，充当食物，它的制法如下：先将乳煮开，取出浮在上面的乳脂，放在另一个器皿里做乳油，因为这种乳脂留在乳中，乳就不能干燥。把已取出乳脂的乳，晒干后就成为上述干燥乳块。行军时，他们每人带十磅在身边，必要时，早晨将半磅放进装葡萄酒用的小革袋里，加上适当的水挂在马鞍上。这样随着马的步伐搅拌革袋中的奶块溶解，他们就在适当的时候把它倒出来饮用。"

◎ 奶茶

奶茶，又称蒙古茶，是草原牧民最喜好的饮料之一，尤为中老年人所喜爱。奶茶营养丰富，具有开胃、提神、解渴等作用。随着元朝政权的建立，蒙古族饮奶茶习俗在大都流行开来。例证之一就是多穆壶在北京地区的使用。多穆壶是流传于蒙、藏民族间的盛具，始烧于元代。"多穆"为藏语，意为盛酥油的筒，也可用作盛奶和酒。

◎ 奶酪

奶酪原是蒙族食品，著名的宫廷小吃，味道醇美，气味芬香。"新鲜味美数燕都，敢与佳人赛雪肤。饮罢相如烦解渴，芳生斋颊润于酥。"描述的就是奶酪。奶酪主要辅料是米酒。米酒味甘，性辛，大热，《本草纲目》说米酒"通血脉，厚肠胃，润皮肤，散湿气，消忧发怒，宣言畅意。养脾气，扶肝，除风下气"。奶酪性滋腻，酒辛可以散其滋腻。

北京奶酪业的老字号是"奶酪魏"，第一代传人是清光绪年间的魏鸿臣。"奶酪魏"的最大特点"乳香与米酒合在一起，香甜醇厚"。解放以前，鲁迅、梁实秋等文化名人都是"奶酪魏"的常客。

◎ 舍儿别

舍儿别是蒙古族的一种饮料，"舍儿别"是阿拉伯语"sharbah"的音译。舍儿别相传是从西域传入的，用新鲜水

小贴士

1963年北京市崇文区铁可墓出土了一件"元青白釉多穆壶"，形状是长方体，壶口靠壶柄一侧饰有花冠形装饰，壶左右两侧均装饰方形流和扁把，前后装饰的图案也完全相同，通过回纹、卷草纹等三种不同纹饰将腹部分为上下两部分，上部饰"寿"字，下部刻莲花。施青色釉，圈足无釉处呈朱红色。

第二章 饮食与养生

果的汁液熬煎而成,类似于今天的果汁。如果太浓了,可以加入开水调稀。饮用舍儿别可以生津止渴。金元四大医家之一的朱丹溪在其著作《局方发挥》中曾经谈到过"舍儿别"这种饮料,他说:"皆取时果之液,煎熬如汤而饮之。……味虽甘美,性非中和,且如金樱煎之缩小便,杏煎、杨梅煎、蒲桃煎、樱桃煎之发胃火,积而至久,湿热之祸,有不可胜言者。仅有桑葚煎无毒,可以解渴。"由于水果有寒热温凉、酸苦甘辛等不同性味,各具偏性。所以,某一类水果制作的舍儿别,并不适合各类人群饮用,也不适宜于长期饮用。在日常饮品的选用中,也要体现因人而食的辨证原则。

◎ 树奶子

"树奶子"实际上就是桦树汁。《析津志》记载:"直北朔漠大山泽中,多以桦皮树高可七、八尺者,匀而作斗柄梢。至次年正、二月间,却以铜、铁小管子插入皮中作瘿瘤处,其汁自下。以瓦桶收之,盖覆埋于土中,经久不坏,其味辛稠可爱。是中居人代酒,仍能饱人。此树取后多枯瘁。"

◎ 马奶酒

马奶酒又名元玉浆,是蒙古族款待贵客的常用饮料,清凉解渴,能补血、助消化。耶律楚材《寄贾搏霄乞马乳》有诗云:"天马西来酿玉浆,革囊倾处酒微香,长沙莫吝西江水,文举休空北海觞。浅白痛思琼液冷,微甘酷爱蔗浆凉,茂陵要洒尘心渴,愿得朝朝赐我尝。"

◎ 阿剌吉酒

阿剌吉酒,又名烧酒,是北京传统名酒。《饮膳正要》

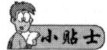

小贴士

《黑鞑事略》记载了马奶酒的制作方法:"马之初乳,日则叫其驹之食,夜则聚以涕,贮以皮囊,味微酸,始可饮,谓之马奶子。"

最早记载"蒸馏酒"——烧酒用于医疗保健。书中云："阿刺吉酒，味甘辣，大热，有大毒。主消冷坚积，去寒气。用好酒蒸熬，取露成阿刺吉。"《本草纲目》说："烧酒非古法也。自元时始创其法，用浓酒和糟入甑，蒸令气上，用器承取滴露。"在元代中期，烧酒已在宫廷饮食中出现，到了元代后期，烧酒已经在民间普遍传播。

◎ 补酒

补酒有"百药之常"的说法，是中国传统饮食文化中必不可少的一部分。《千金药方》里就有这样的记载："冬服药酒两三季，立春则止，终身常乐，百病不生。"李时珍也曾这样评价补酒："通血脉、散湿气，杀百邪恶毒气。"少量饮酒，既可刺激胃肠蠕动有助消化，又可通血脉、温胃肠、驱风祛寒、兴奋神经、消除疲劳。

《饮膳正要》记载了十三种元代大都人常饮的养生酒：虎骨酒、枸杞酒、地黄酒、松节酒、茯苓酒、松根酒、羊羔酒、五加皮酒、腽肭脐酒、小黄米酒、葡萄酒、阿刺吉酒、速儿麻酒。虎骨酒可用于治疗骨节疼痛，风痓冷痹痛。枸杞酒具有补虚弱、长肌肉、益精气、祛冷风、壮阳道的养生功效。地黄酒治虚弱，壮筋骨，通血脉，治腹内痛。松节酒可用于治疗冷风虚，骨弱，脚不能履地。茯苓酒治虚劳，壮筋骨，能够延年益寿。松根酒治风，壮筋骨。羊羔酒大补益人。五加皮酒治骨弱不能行走，久服壮筋骨，延年不老。腽肭脐酒治肾虚弱，壮腰膝，大补益人。小黄米酒性热，不宜多饮，昏人五脏，烦热多睡。葡萄酒益气调中，耐饥强志。速儿麻酒味微甘辣，主益气、止渴，不宜多饮，会令人膨

第二章 饮食与养生

胀、生痰。

补酒虽有养生功效，但是不能多饮。《饮膳正要》详谈了饮酒的利弊："酒，味苦甘辛，大热，有毒。主行药势，杀百邪，去恶气，通血脉，厚肠胃，润肌肤，消忧愁，少饮尤佳，多饮伤神损寿，易人本性，其毒甚也。醉饮过度，丧生之源……醉勿酩酊大醉，即终身百病不除。酒，不可久饮，恐腐烂肠胃，渍髓，蒸筋。"

◎ 春盘面

春盘面是汉族食品与蒙古族食品结合的面食，原料为白面、羊肉、羊肚肺、生姜、鸡子、韭黄、蘑菇、台子菜、蓼芽等，下胡椒，以盐、醋调和，具有补中益气的养生功效。

◎ 皂羹面

白面和羊胸子是皂羹面的主要原料。羊胸子能止虚汗、补中益气，所以皂羹面也有补中益气的养生功效。

◎ 山药面

山药面是以白面、山药、羊肉等为主要原料制作而成，具有补虚赢、益元气的功效。《饮膳正要》中提到具有补中益气等养生功效的面还有挂面（以羊肉、挂面为主料）、经带面、羊皮面等。

◎ 切糕

元代时，切糕就已经成为北京传统小吃了。元时每年农历一到十月，街市开始蒸做切糕。《故都食物百咏》记载："燕市摊车卖切糕，白黄枣豆有低高。凉宜夏日冬宜热，一块一沾一切刀。"

《旧都百话》提到了切糕的制作方法："京师切糕用雪白的糯米，内衬着紫色的枣子，复以碧绿的荷叶，或青菜叶，常常是切着剖面形，……色味俱佳，贩夫走卒，扔两个大子儿，也可切一片尝尝。"切糕的主要原料是糯米，有益气暖中之功效。

◎ 烧麦

烧麦出现于元大都，是地道的北京小吃，久负盛名。明代称烧麦为"纱帽"，清代称之为"鬼蓬头"。以前烧麦的馅分四季而有所不同：春季以青韭为主，夏以羊肉、西葫芦为优，秋用应时之蟹肉馅，冬季则用三鲜。烧麦馅因四季而不同，体现的正是中国人因时择味的主张。

◎ 北京烤鸭

北京烤鸭是名扬世界的美食佳品。烤鸭原名"炙鸭"。远在南北朝时期，就有"炙鸭"的记载。元代《饮膳正要》出现了"烧鸭"一词。旧时代，"烧鸭"之称一直被沿用。后才称作"烤鸭"。

烤鸭用的鸭是北京特产的填鸭。《光绪顺天府志》记载了填鸭的喂养之法："本土鸭之肥大胜于他处，有填鸭子之法：取毛羽初成者，用麦面和硫黄拌之，张其口而填之，填满其嗉，即驱之走，不使之息，一日三次，不数日而肥大矣。"填鸭肌肉丰满，肉厚皮薄。烤出的鸭子色红鲜亮，外焦里嫩，味美不腻。中医认为：鸭肉味甘，性偏凉，入脾、肺、胃及肾经。具有滋五脏，清虚热，养胃生津等功效。现代研究表明烤鸭中含有蛋白质、脂肪和微量元素等，营养价值较高。

吃烤鸭的佐料通常有三种：一是甜面酱、葱段配黄瓜条等，可解口腻；一是蒜泥加酱油，再配黄瓜条等；蒜味辛性温，助消化、消食解毒，吃到嘴里有轻微的辣味，也可解油腻；还有一种以白糖为佐料。

清代烤鸭已是中秋节令佳品，老北京人中秋节除了吃桂饼以外，重要的食品是吃南炉鸭。

北京最有名的烤鸭店莫过于全聚德烤鸭店。全聚德烤鸭店始建于清同治三年（1864年），以经营传统挂炉烤鸭蜚声中外。"挂炉烤鸭"本是宫廷御膳，全聚德烤鸭店创始人杨全仁聘请名厨孙老师傅掌炉，将"挂炉烤鸭"引入民间。全聚德烤鸭饱满丰盈，色鲜味美，肥而不腻，有"京师美馔，莫妙于鸭"之说。

明代北京人饮食

明朝初年，风俗诚朴，民间饮食也较为简约。到了嘉靖以后，饮食风尚则由俭入奢。

南米北面，明代北京汉人的饮食仍以面食为主，烹饪技艺更加精进。菜肴以蔬菜为主，肉食为辅。肉食主要是羊肉、猪肉、鸡、鸭等。嘉靖后，南方水产逐渐输入北京，如螃蟹等。

《酌中志》记载了京师"蟹宴"的场景："八月蟹始肥……活洗净蒸熟，五六成群，攒坐共食，嬉嬉笑笑。内揭脐盖，细将指甲挑剔，蘸醋蒜以佐酒，或剔蟹胸骨八路完整如蝴蝶式者，以示巧焉。食毕，饮苏叶汤，用苏叶等件洗手，为盛会也。"

◎ 灌肠

灌肠的流传始于明朝，是北京独特的风味小吃。明刘若愚《酌中志》正月饮食中已记载了"猪灌肠"。《故都食物百咏》说："猪肠红粉一时煎，辣蒜咸盐说美鲜。已腐油腥同腊味，屠门大嚼亦堪怜。"老北京街头经常有挑担小贩卖灌肠。

梁实秋先生非常熟悉北京的灌肠，他在《北平的零食小贩》中写道："后门桥头那一家的大灌肠，是真的猪肠做的，遐迩驰名，但嫌油腻。小贩的灌肠虽有肠之名实则并非是肠，仅具肠型，一条条的以芡粉为主所做成的橛子，切成不规则形的小片，放在平底大油锅上煎炸，炸得焦焦的，蘸蒜盐汁吃。据说那油不是普通油，是从作坊里从马肉等熬出来的油，所以有着一种怪味。单闻那种油味，能把人恶心死，但炸出来的灌肠，喷香！"

北京的小吃种类繁多，色香味俱全，经过文人墨客的极力渲染，更是引动人们的无限食欲。小小灌肠也能博得一代大师的深情回味，又勿怪凡夫俗子对它的热爱了。

◎ 御爱窝窝

《酌中志》云："以糯米夹芝麻为凉糕，丸而馅之为窝窝，即古之'不落夹'是也。"不落夹就是艾窝窝，是北京传统风味小吃，在元代的时候叫"不落夹"。明代帝后喜食艾窝窝，因此艾窝窝也就成了明代宫廷小吃，被称作"御爱窝窝"。制作艾窝窝的主要原料是江米，即糯米。先将米洗净浸泡，然后蒸熟，晾凉后揉匀，揉成小圆皮，以芝麻仁、

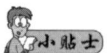

小贴士

粉灌猪肠要炸焦，
铲铛筷碟一肩挑，
特殊风味儿童买，
穿过斜阳巷几条。

桃仁、瓜子、青梅、白糖等为馅。《燕都小食品杂咏》言："白粉江米入蒸锅，什锦馅儿粉面搓。浑似汤圆不待煮，清真唤作艾窝窝。"作者自注云："艾窝窝，回人所售食品之一，以蒸透极软之江米，待冷，裹以各式之馅，用面粉团成圆形。大小不一，视价而异，可以冷食。"糯米性温味甘，能补中益气、健脾养胃、止虚汗，为温补强壮之品。但糯米质粘，是不易消化之品，因此老年人、儿童、消化不良等有胃肠疾患的人是不宜过食"御爱窝窝"的。

◎ 大顺斋糖火烧

大顺斋的糖火烧、小楼的烧鲶鱼、万通的酱豆腐号称"通州三宝"。大顺斋糖火烧始创于明朝崇祯年间，店老板是叫刘大顺的回民，他在通州开了个小店，取名"大顺斋"，专门制作销售糖火烧。到了清乾隆年间，大顺斋糖火烧就远近闻名了。为保持传统特色，大顺斋糖火烧选料考究，面用纯净的标准粉，油用通州的小磨香油，桂花用天津产的甜桂花，红糖和芝麻酱，也需专购一地，以确保糖火烧的质量。

糖火烧质地松软，香甜可口。糖火烧中的桂花不仅香气馥郁，而且《本草纲目》记载其能"养精神，和颜色，久服轻身不老，面生光华"。红糖性温味甘，能补中益气、健脾暖胃、缓急止痛、活血通瘀。所以通州人认为糖火烧可以滋补强身、补养气血，还有止泻的功效。

◎ 六必居酱菜

"六必居"创办于明朝嘉靖九年（1530年），"六必居"三字为明嘉靖年间武英殿大学士严嵩所写。"六必居"是京城酱园中历史最久、声誉最著的小店,其经营的酱菜为达官贵人、普通平民百姓所青睐。"六必居"有多种传统产品:稀黄酱、铺淋酱油、甜酱萝卜、甜酱黄瓜、甜酱甘螺、甜酱黑菜、甜酱包瓜、甜酱姜牙、甜酱八宝菜、甜酱什香菜和白糖蒜等。这些产品酱香浓郁、脆嫩清香、味道适中。

◎ 炒麻豆腐

豆腐传为西汉淮南王刘安所发明。直到今天,安徽省淮南市每年还要举办豆腐节,以纪念淮南王刘安。《本草纲目》说:"豆腐之法,始于淮南王刘安。凡黑豆、黄豆及白豆、泥豆、豌豆、绿豆之类,皆可为之。造法:水浸磑碎,滤去滓,煎成,以盐卤汁或山矾叶或酸浆、醋淀就釜收之。又有入缸内,以石膏末收者。大抵得咸、苦、酸、辛之物,皆可收敛尔。其面上凝结者,揭取晾干,名豆腐皮,入馔甚佳也。……宽中益气,和脾胃,消胀满,下大肠浊气。清热散血。……服食大豆,令人长肌肤,益颜色,填骨髓,加气力,补虚能食。"现代研究表明,豆腐营养丰富,含有铁、钙、磷、镁等人体必需的多种微量元素,还含有糖类和丰富的优质蛋白,素有"植物肉"的美称。豆腐不仅是普通民众的珍爱之品,也是明清两代皇室成员常吃的食物。

北京有一特产名炒麻豆腐,在明代初期就已成为民间食品。它的原料是制作绿豆淀粉和粉丝的下脚料。发酵后的豆汁用旺火烧,使水分挥发掉,存下的渣儿就是麻豆腐。正宗的麻豆腐有四种必备调料:羊尾油、雪里蕻、黄豆酱、青韭。炒麻豆腐,用羊尾巴油炒,吃起来很香。麻豆腐炒好以后，在麻豆腐中间打个窝，加入炸好的辣椒油，周围撒上青韭，特别提味。

清代北京人饮食

清代北京汉族的主食是面、饼、粥、糕等，制作原料主要是麦、谷、玉米等。《清高宗实录》云："京师百万户，食麦者多。即市肆日售饼饵，亦取资麦面。"副食以蔬菜和肉类搭配。蔬菜以白菜、萝卜、黄瓜、芹菜、蒜、豆腐、大葱居多。肉食则多猪牛羊肉。猪肉在满族人的肉食品中占据一定比例，血肠白肉是满族的饮食名品。

满族人喜欢吃粘食、甜食。满族饮食中最有特色的是满族饽饽，也就是各种制作精巧的点心。饽饽用面粉制作，主要的品种有萨其玛、豌豆黄、绿豆糕、牛舌饼、炸糕等。

清代由于交通的发达，北京的物资很丰富。饮食风尚也逐渐呈现奢靡之象，贪于口福之人比比皆是。《清稗类钞》云："人情多偏于贪，世之贪口腹而致病，甚有因之致死者，比比皆是，第习而不察耳。当珍馐在前，则努力加餐，不问其肠胃胜任与否，而惟快一时之食欲，此大忌也。人本恃食以生，乃竟以生殉食，可不悲哉！"

◎ 满汉全席

满汉全席是豪华宴席、巨型宴席，融汇了宫廷菜肴的特色，是满汉饮食精华结合而形成的一整套宴席菜，是清代奢靡食风的产物。清袁枚《随园食单》言："今官场菜名号有十六碟、八簋、四点心称；有满汉席称；有八小吃称；有十大菜称。"第一次提到"满汉席"。

满汉全席规模庞大，常见规格有菜肴一百零八道，全套宴席需要吃三天九餐才能结束。《随园食单》记载："满菜多烧煮，汉菜多羹汤。"满菜以烧煮和饽饽居多。"烧烤全乳猪"是满菜中的名菜。汉菜以汤菜和粥品居多。

满汉全席菜肴丰盛，既有"禽八珍"、"海八珍"、"陆八珍"、"山八珍"，包括天鹅、鱼翅、熊掌、豹胎等奇珍异馔，也有各色普通点心。可谓包罗万象，是一份营养大餐。

◎ 小吃

小吃亦称作"点心"，北京小吃历史悠久，品种丰富。面食有豆包、芸豆卷、糖火烧、麻花、烫面饺、藤萝饼、烧饼、灌肠、豌豆黄、切糕、甑儿糕、扒糕、太阳糕、炸糕、江米年糕、驴打滚、艾窝窝、萨其玛等。带汤的小吃有豆汁、豆腐脑、面茶、杏仁茶、茶汤、杂碎汤、炒肝、爆肚等。豌豆黄、切糕、艾窝窝等是享誉中外的风味佳品。《清稗类钞》说："以豌豆研泥，间以枣肉，曰豌豆黄。以黄米粉合小豆、枣肉蒸而切至，曰切糕。以糯米饭夹芝麻糖为凉糕，丸而馅之为窝。窝，即古之不落夹是也。"

清代北京小吃发展到极致。清代《都门竹枝词》有云："三大钱儿买甜花，切糕鬼腿闹喧喧，清晨一碗甜浆粥，才吃茶汤又面茶；凉果炸糕糖耳朵，吊炉烧饼艾窝窝，叉子火烧刚卖得，又听硬面叫饽饽；烧麦馄饨列满盘，新添桂粉好汤圆。爆肚油肝香灌肠，木须黄菜片儿汤。"描绘清代北京城经营小吃的热闹场面。

第二章　饮食与养生

◎ 饽饽

北京人把"糕点"称作"饽饽",逢年过节、婚丧嫁娶、祭祖敬神、探亲访友、生育祝寿等,都离不开饽饽。老北京人吃糕点讲究应时当令,因此饽饽铺均标榜"本斋专做应时满汉糕点"。

各饽饽铺一年四季都有应季糕点供应。正月里供应年糕、元宵等。二月供应太阳糕,太阳糕是中和节的节日食品,中和节为农历二月初一,此日为"太阳诞辰",俗称"太阳生日"、"太阳节"。四月供应玫瑰饼,玫瑰饼的主要原料为鲜玫瑰花,玫瑰饼有浓郁的玫瑰香味,吃起来绵软酥松,香甜可口。端午节出售五毒饼、粽子。夏天卖绿豆糕,绿豆糕以绿豆磨面加工而成,绿豆性寒、味甘,有清热解毒的功效。中秋节供应各式月饼。重阳节卖花糕。冬天,经营鸡蛋糕、桂花板糕。腊月以后经营关东糖、糖瓜等。

> **小贴士**
>
> 《燕京岁时记》有记载:"二月初一日,市人以米面团成小饼,五枚一层,上贯以寸余小鸡,谓之'太阳糕'。都人祭日者,买而供之,三五具不等。"

北京有名的饽饽铺是聚庆斋、永兴斋、正明斋。聚庆斋南果铺,开业于明天顺二年(1458年),是最早的老字号饽饽铺。正明斋开业于清同治三年(1864年),属于满汉糕点铺,是清末以来北京有名的老字号。永兴斋开业于清光绪六年(1880年),专营满洲饽饽,不仅在市面上出售糕点,还供应内廷,为诸王公大臣制作糕点。

◎ 年糕

年糕是北京春节的传统小吃,最初是清真回民小吃,后来满族人跳神时用它来做祭品。北京年糕,是用黄米或江米面加各种辅料制成,品种很多,有枣年糕、百果年糕、豆年糕、白年糕、年糕坨等。其中枣年糕是北京年糕的代表。现代研究认为年糕含有蛋白质、碳水化合物和多种微量元素等。寒冷的冬夜,吃上热乎乎的年糕,既暖脾胃又营养可口。

年糕不仅是节令食品,还富有深意。有诗为证:"年糕寓意稍云深,白色如银黄色金。年岁盼高时时利,虔诚默祝望财临。""年糕"与"年高"谐音,寓意岁岁如意、年年高升。《民社北平指南》有记载:"北平俗尚,谓元旦为'大年初一',……食团圆饭,并食年糕(糯米面为之),取年年高升之喜。"正所谓:"人心多好高,谐声制食品,义取年胜年,藉以祈岁谂。"

◎ 茯苓饼

茯苓饼又名茯苓夹饼,是老北京传统滋补性点心。做茯苓饼时,用两张饼合起来,中间夹用多种果仁、桂花和蜂蜜等调制的甜馅。茯苓能宁心安神、健脾胜湿。茯苓饼香气浓郁,有健脾补中、安神等功效。气虚体弱所致的气短、神衰、心悸、失眠、大便溏等可以经常食用茯苓饼。清代,北京人讲究"糕贵乎松,饼利于薄",茯苓饼就做得越来越薄。慈禧很喜欢吃茯苓饼,此饼成了当时宫廷中的名点。后来这种饼传入民间,成为京华风味小吃。

◎ 菊花糕和菊花火锅

菊花糕流行于清光绪年间,《光绪顺天府志》说:"菊花糕,近数年始盛行,其法先用鳜鱼作羹,杂以粉条麻花,和

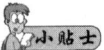

小贴士

《儒门事亲》茯苓饼子:"白茯苓四两(为末),头白面一二两,右同调水煎,饼面稀调,以黄蜡代油煿成薄饼,蜡可用三两。"

白菊花食之,亦有加椒末胡荽者。"菊花糕有清凉祛火的功效。

清代北京冬日流行吃菊花火锅,顾名思义,就是在火锅中投入菊花瓣。《清稗类钞》说:"京师冬日,酒家沽酒,案则有一小釜,沃汤其中,炽火于下,盘置鸡、鱼、羊、豕(猪)之肉片,俾客自投之,佐熟而食,有杂以菊花瓣者,曰菊花火锅。"

菊花清丽淡雅,傲视霜雪,历来是文人墨客歌咏的对象,人们赋予其高洁雅致的品格。菊花不仅是观赏花卉,还可以食用和药用。中国人吃菊花的历史是非常悠久的,战国时期屈原的《离骚》中有"朝饮木兰之坠露兮,夕餐秋菊之落英"的诗句。菊花是《神农本草经》中的上品药,其性苦味甘,具有清肝明目、散风热、解毒等功效,《神农本草经》认为久服可以轻身延年。

◎ 涮羊肉

北京冬日最有特色的饮食当推涮羊肉。羊肉是冬季食补佳品。《旧都百话》说:"羊肉锅子,为岁寒时最普通之美味,须于羊肉馆食之。此等吃法,乃北方游牧遗风加以研究进化,而成为特别风味。"涮羊肉的时候也可以涮菜,譬如大白菜、豆腐、土豆、绿叶蔬菜等。吃涮羊肉的时候,图的是个热乎劲儿,一家人或者三朋五友围坐在一起,有吃有喝,说说笑笑,亦是其乐融融。

受满蒙风俗的影响,北平人好吃羊肉。民国时期,一到傍晚就有卖羊头肉、烧羊脖子、烧羊肉的。

◎ 酸菜、血肠与白肉

满族先人居住在东北，天气寒冷，一年四季有接近半年的时间吃不到新鲜蔬菜。为了解决日常饮食中的蔬菜匮乏问题，满族人热衷于制作酸菜。酸菜一般在秋天的时候腌渍。制作酸菜的主要原料是冬白菜，制作方法是把白菜焯烫后放在泥瓦缸中腌渍，这种腌渍的白菜称作酸菜，可以留作冬天、春天的时候吃。酸菜可炒熟吃，也可用来做饺子、包子馅。"鱼生火，肉生痰，白菜豆腐保平安"，用白菜腌渍的酸菜成了满族人的喜爱之物，也从关外带到了北京。

酸菜还是满族人吃血肠和白肉时候的佐料。满族人所食肉品以猪肉为主。杀猪时讲究吃血肠，满人有一句俗语是"忙不忙，吃血肠"。猪血中铁含量较高，含有维生素和多种微量元素，营养价值比较高，同时还有清洁肠胃的功效。中医认为猪血味咸性平，能补肾养血、滋阴润燥。

满族人吃猪肉时不炒菜，而是用大锅煮熟肉块，放菜也就是切一些酸菜，用盆或大碗盛上围坐在一块吃。满族人人爱吃白煮肉。《本草纲目》说猪肉有"解热毒，补肾气虚竭"等功效。酸菜味酸咸，能够开胃醒脾、去油腻，是吃白肉时的理想佐料。

吃血肠与白肉的习俗随满族人入关而带到了北京。《清稗类钞》记载："满州贵家有大祭祀或喜庆，则设食肉之会。无论旗、汉，无论识与不识，皆可往。……自切自食。食愈多，则主人愈乐。若连声高呼添肉，则主人必致敬称谢。肉皆白煮，无盐酱，甚嫩美。量大者，可吃十斤。"

第二章 饮食与养生

◎ 豆汁

豆汁是绿豆渣发酵后煮成的稀汤,颜色灰里透绿,味酸而又带些馊味。喝豆汁时常常佐以辣咸菜。据说检验一个人是不是纯粹北京人,就是让他喝豆汁。外地人一般喝不惯这种酸中带臭的豆汁。道地北京人喝豆汁则是一件极为惬意的事情,认为"得味在酸咸之外,食者自知,可谓精妙绝伦"。《燕都小食品杂咏》言:"糟粕居然可作粥,老浆风味论稀稠。无分男女齐来坐,适口酸盐各一瓯。"

豆汁有健脾开胃、清热解毒、祛湿等功效。从中医角度讲,豆汁佐辣咸菜丝,一酸一辣,一收一散,散而不耗气血,收而不敛邪,有调和营卫之功。老北京人喝豆汁佐辣咸菜丝,往往还要与炸焦圈或芝麻酱烧饼等一起吃。

清乾隆十八年(1753年)豆汁传入宫内。每年农历九月至次年立夏后五天,清宫御、寿两膳房都要制作豆汁,帝后酒肉之余,饮豆汁以解油腻。北京人立春吃春饼,也必喝豆汁。春饼中有肉菜,豆汁可解其油腻。

民国时期北京有四家经营豆汁的名店:天桥的舒记豆汁、琉璃厂的豆汁张、东安市场的豆汁何和豆汁徐。

◎ 秋梨膏

秋梨膏相传始于唐朝,由《本草求原》中的"秋梨蜜膏"经宫廷御医加工演变而成。秋梨膏的制作通常是用精选之白梨(鸭梨、雪花梨)为主,配以生地、贝母、葛根、萝卜、麦冬、蜂蜜等药物精心熬制而成的膏剂。秋梨味酸甜、性寒凉,有生津止渴、润肺消痰、降火除烦、解疮毒等功效。秋梨膏的功效主要是润肺祛痰、止咳平喘、健脾养胃、生津安神。

北京秋天气候干燥,常刮大风,感冒咳嗽时有发生。秋梨膏就成为北京传统的保健食品,在清末民初的时候就曾经远销海外。北京销售秋梨膏最有名的是老字号北京通三益秋梨膏,创始于清朝嘉庆二十年(1815年)。

◎ 腊八粥

中国人非常重视"粥"的养生作用,有"粥乃世间第一补人之物"的说法。诗人陆游认为经常吃粥能够延年益寿,他写了《食粥》一诗:"世人个个学长年,不悟长年在目前。我得宛丘平易法,只将食粥致神仙。"

清代曹庭栋著《老老恒言》将粥分为上中下三品。清人黄云鹄的《粥谱》收录粥方247个。《清稗类钞》说:"粥有普通、特殊之别。普通之粥,为南人所常食者,曰粳米粥,曰糯米粥,曰大麦粥,曰菉豆粥,曰红枣粥。为北人所常食者,曰小米粥。其特殊者,或以燕窝入之,或以鸡屑入之,或以鸭片入之,或以鱼块入之,或以牛肉入之,或以火腿入之。"

粥的品种很多,其中,最能体现养生功效的粥是腊八粥。熬腊八粥还是中华民族过腊八节的传统习俗。

北京地区每到腊八节不仅熬制腊八粥,而且亲友间还互相馈赠腊八粥。传说在腊月初八这一天以红小豆、赤小豆熬粥,能祛疫迎祥。《酌中志》记载了腊八粥的熬制办法:"初八日,吃腊八粥,先期数日,将红枣捶破泡汤,至初八早,加粳米、白果、核桃仁、栗子、菱米煮粥。"

《燕京岁时记》对"腊八粥"的配方、熬煮方法记载得更加详细:"腊八粥者,用黄米、白米、江米、小米、菱角米、栗子、红豇豆、去皮枣泥等,合水煮熟,外用染红桃仁、杏仁、瓜子、花生、榛瓤、松子,及白糖、红糖、琐琐葡萄,以作点染。切不可用莲子、扁豆、薏米、桂圆,用则伤味。每至腊七日,则剥果涤器,终夜经营,至天明时则粥熟矣。除祀先供佛外,分馈亲友,不得过午。并用红枣、桃仁等制成狮子、小儿等类,以见巧思。"总之,制作腊八粥以果米杂成之,而又以品种多为胜。

腊八粥的主要原料为谷类,常用的有粳米和糯米等。通常情况下,花生、核桃仁、红枣等是煮腊八粥时不可少的。花生有"长生果"的美称,据《本草纲目》记载:"花生悦脾和胃、润肺化痰、滋养补气、清咽止痒。"核桃仁能补气养血,补肾纳气,益智健脑,温肺润肠。大枣是《神农本草经》中的上品药,具有"安中养脾,补少气、少津液,和百药"等功效,久服能够轻身延年。

从营养功效看,腊八粥具有健脾、开胃、补气、安神、养心、养血、御寒的作用,营养丰富,易于吸收,是冬令滋补佳品。寒冬腊月吃热气腾腾的腊八粥,既有营养,又暖脾胃。

◎ 冰食

古代人消暑,主要靠扇子和食用冰水。早在周代,就设有"凌人"一职,主管取冰用冰。《周礼》载:"凌人掌冰,正岁,十有二月,令斩冰,三其凌。"《周礼》还记载:"春秋治鉴,夏颁冰,秋刷。"即冬天藏冰,夏天使用窖冰,秋天刷洗,以备冬天再贮新冰。

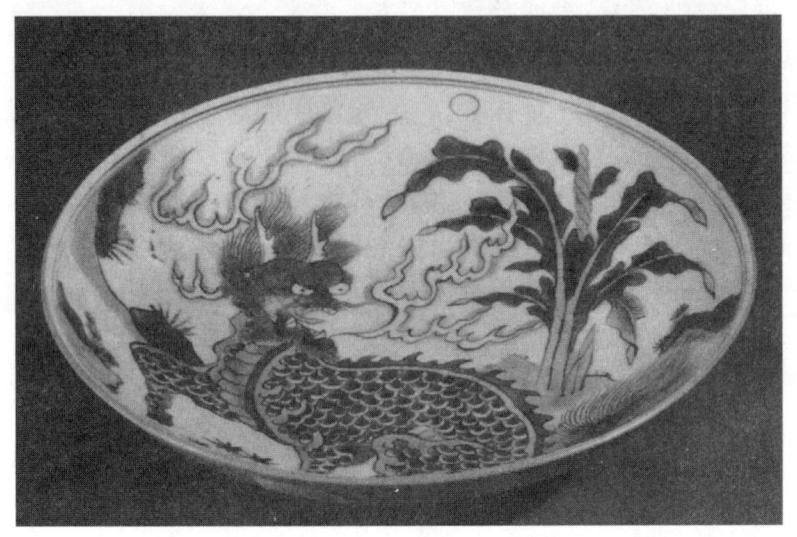

冰　盘

明清北京有许多冰窖,冬天储冰,以供夏季解暑。《帝京景物略》记载明代:"立夏日,启冰,赐文武大臣,编氓得买卖,手二铜盏叠之,其声磕磕,曰冰盏。"《燕京岁时记》记载清代:"京师自暑伏日起至立秋日止,各衙门例有赐冰。届时由工部颁给冰票,自行领取,多寡不同,各有等差"。清代,北京冷饮业很兴盛。夏暑时节,北京街头沿街叫卖冰块和冷饮的人到处皆是。《燕京岁时记》言:"京师暑伏以后,则寒贱之子担冰吆卖,曰冰胡儿。胡者,核也。"

冰食可以清凉解暑,但是过食冷饮会伤脾胃,引起胃痛、腹泻等消化道症状。所以,天气炎热时冷饮还是以少食为佳,尤其是外出回家或者劳动后大汗淋漓的情况下更是不宜立即吃冰食。过食寒凉直折其热,虽能逞一时之快,却给身体留下很多后患。

杏仁豆腐

杏仁豆腐，也叫杏酪。杏酪是以杏仁为原料制作的。杏仁具有止咳平喘、润肠通便的功效。清人朱彝尊《食宪鸿秘》记载了杏酪的制作方法："京师甜杏仁，用热水泡，加炉灰一撮，入水，候冷，即捏去皮，用清水漂净。再量入清水，如磨豆腐法带水磨碎，用绢袋榨汁去渣，以汁入锅煮熟，加白糖霜或量加牛乳。"

雪花酪

雪花酪是中国传统的冷食，也叫"冰果酪"、"雪茶"。明清时，北京就有了雪花酪。吃雪花酪虽能解暑，但不宜多食。制作雪花酪的原料有鲜奶、凉开水、白砂糖等。制作时需要圆铁筒一个，将铁筒放入一个比它稍矮、直径大的圆木桶中，用碎冰块填满铁筒周围。制作时，把鲜奶、凉开水等倒入铁筒内，用皮带缠在铁筒外皮上端，拉动皮带转动铁筒，筒内的水珠间结冰。为了防止结成冰块，需用竹片一根，反复剔除筒内壁上的冰层，使筒内物质始终保持半流质状。等到半流质状的食品变成浓小米粥状，雪花酪就制成了。雪花酪不但制作工艺很简单，而且吃起来也非常爽口。

酸梅汤

酸梅汤源起于清宫御膳房，后传到民间，所以有"清宫异宝，御制乌梅汤"之说。《燕京岁时记》云："酸梅汤以酸梅合冰糖煮之，调以玫瑰木樨冰水，其凉振齿。以前门九龙斋及西单牌楼邱家者为京都第一。"《清稗类钞》说："酸梅汤，夏日所饮，京、津有之。以冰为原料，屑梅干于中，其味酸。京师卖酸梅汤者，辄手二铜盏，颠倒簸弄之，声铿铿然，谓之敲冰盏，行道之人辄止而饮之。"

酸梅汤价廉物美，又颇具养生功效。酸梅汤中的乌梅味酸涩，性温平，有止渴调中、生津润喉、止咳祛痰等功效。《神农本草经》云："（乌梅）味酸，平。主下气，除热，烦满，安心，肢体痛，偏枯不仁，死肌，去青黑痣，恶疾。"《神农本草经疏》曰："梅得木气之全，故其味最酸，所谓曲直作酸是也。《经》曰：热伤气。邪客于胸中，则气上逆而烦满，心为之不安。乌梅味酸，能敛浮热，能吸气归元，故主下气，除热烦满，及安心也。下痢者，大肠虚脱也。好唾口干者，虚火上炎，津液不足也。酸能敛虚火，化津液，固肠脱，所以主之也。"夏天天气炎热，容易心烦，饮用酸梅汤能敛浮热、除烦满以安神。夏季出汗较多，热邪易伤津，酸梅汤可以养阴生津除热，还能止泻。

酸梅汤直到今天仍是北京市的饮料佳品，畅销海内外。老北京经营酸梅汤最有名的莫过于老字号九龙斋。该店建于乾隆年间，兴于道光，流传至今。

玻璃粉

玻璃粉是用藕粉或琼脂熬制的浓汤或者呈凉粉形状，白色透明的就叫做"白玻璃粉"，如果加点红色素就成了红玻璃粉。藕性平、味咸，具有滋阴凉血、调中开胃、除热等功效。《本草纲目》说："（藕）捣浸澄粉服食，轻身益年。"琼脂则有清热祛湿、滋阴降火、清肺化痰等功效。老北京街头卖玻璃粉的伙计常吆喝："败火润喉的玻璃粉哟！"

小贴士

燕都小食品杂咏
梅汤冰镇味酸甜，
凉沁心脾六月寒。
挥汗炙天难得此，
一闻铜盏热中宽。

第二章　饮食与养生

荷叶粥

北京人夏天喜欢喝荷叶粥消暑。煮荷叶粥时一般选用上好白粳米,粥熟以后,取外观无瑕疵的鲜荷叶一张,将荷叶盖在热粥面上,使其紧密无缝,放在一旁待冷。待进食时,取下荷叶,粥自然是色青味香。荷叶味苦涩、性平,入肝脾胃经,升脾胃之清气,清热解暑。《本草纲目》说:"(荷叶)生发元气,裨助脾胃,涩精滑,散瘀血,清水肿痈肿,发痘疮,治吐血咯血衄血,下血溺血血淋,崩中,产后恶血,损伤败血。"夏天天气炎热,出汗较多,喝粥既能生津止渴,又能清凉解暑。粥不宜太凉,以温为宜。

老北平人消夏,或去北海划船,或去公园树下喝茶下棋,或去河边钓鱼,还可以吃惬意的荷叶粥。一碗荷叶粥,不仅清香四溢,而且令烦暑皆消。

◎ 养生酒

清朝的时候,北京酿酒业繁荣,有"酒品之多,京师为最"的美誉。北京的酒肆主要有三种,经营的酒类品种很多。一种是南酒店,主要销售女贞、花雕、绍兴及竹叶青等名酒,下酒菜主要经营火腿、糟鱼、蟹、松花蛋、蜜糕等。一种是京酒店,主要销售雪酒、冬酒、涞酒、木瓜酒、干榨酒等,这些酒又有清浊之分。清者就是郑康成所说的"一夕酒"。还有一种良乡酒,产自良乡县,北京人自己能够酿造,一般在冬天的时候酿造,到了春天的时候这种酒就会变酸,煮后就成为干榨酒。下酒之物主要经营煮咸栗肉、干落花生、核桃、榛仁、蜜枣、山楂、鸭蛋、酥鱼、兔脯等。还有一种酒店,专门经营药酒,名目很多,如玫瑰露、茵陈露、苹果露、山楂露、葡萄露、五加皮、莲花白等。凡是用花果酿造的酒,都可以叫做"露"。这种药酒店一般不会出售佐酒的食品,购买药酒的人可以去其他地方购买下酒菜。

《红楼梦》的作者曹雪芹熟谙养生之道,《红楼梦》中有大量关于饮用补酒的记载。由《红楼梦》中士族大贾养生之术,可以窥见清初士人的养生概貌。

合欢酒

合欢花浸的烧酒。合欢花有安神、解郁等功效。嵇康《养生论》说:"合欢蠲忿,萱草忘忧。"中医认为,合欢花性平、味甘,能够舒郁理气、安五脏、和心志,令人欢乐忘忧,久服轻身明目。《红楼梦》第三十八回《林潇湘魁夺菊花诗,薛蘅芜讽和螃蟹咏》讲林黛玉吃螃蟹后觉得心口微微的疼,宝玉便令人将合欢花浸的烧酒烫一壶来给黛玉喝。

屠苏酒

除夕饮屠苏酒的习俗相沿很久。宋代陈元靓《岁时广记》中说除夕饮屠苏酒:"一人饮之,一家无疾,一家饮之,一里无病。"屠苏酒是药酒,它的组成和配制方法在《本草纲目》中有记载:"陈延之小品方云:此华佗方也。元旦饮之,辟疫疠一切不正之气。造法:用赤木桂心七钱五分,防风一两,菝葜五钱,蜀椒、桔梗、大黄五钱七分,乌头二钱五分,赤小豆十四枚,以三角绛囊盛之,除夜悬井底,元旦取出置酒中,煎数沸。举家东向,从少至长,次第饮之。药滓还投井中,岁饮此水,一世无病。"屠苏酒具有祛风散寒、益气温阳、辟邪气等功效。《红楼梦》中荣国府元宵开夜宴写除夕夜:"摆上欢宴,男东女西归坐,献屠苏酒、合欢汤、吉祥果、如意糕。"饮屠苏酒的习惯是从最年少的人饮起,

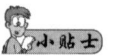

岁日口号

唐·顾况

不觉老将春共至,
更悲携手几人全。
还丹寂寞羞明镜,
手把屠苏让少年。

年长的人在后。饮屠苏酒先少后长的风俗从晋时一直传到后代。

黄酒

黄酒为优质糯米酿造，性辛温，有温通经络、散风寒、行药势的功效。黄酒与寒性药物同服，可缓解其寒性；与热性药同服，可疏经活络。绍酒是黄酒中的佼佼者，产自绍兴，也是中药的重要煎煮用品，《伤寒杂病论》中多次提到使用绍酒。绍酒是贾宝玉钟爱的养生酒。宝玉生日的时候，怡红群芳开夜宴，袭人等丫环专门准备了"一坛好绍兴酒"，为贾宝玉助兴。

老字号茶庄

开门七件事：柴、米、油、盐、酱、醋、茶。茶在中国百姓的日常生活中占据着重要地位。中国是茶的故乡，世界三大天然饮料：可可、咖啡、茶，其中就有茶。中国的茶文化可谓源远流长，博大精深。据统计，中国古代关于茶的专著就有百余种。唐代陆羽写的《茶经》是中国历史上最早、最完整、最全面介绍茶的专著。茶叶功效很多：提神益智、清火祛病、生津止渴、消食醒酒、延年益寿等。"茶为百病之药"，古人认为"其功若神"。现代科学证实，茶叶中含有茶叶碱、茶素和多种维生素等，具有多方面的保健和药理作用。饮茶可以养生，可以延年，可以颐情。

我国茶文化已有千年历史。至明代，北京地区饮茶蔚然成风。据张岱的《陶庵梦忆》记载："崇祯癸酉，有好事者

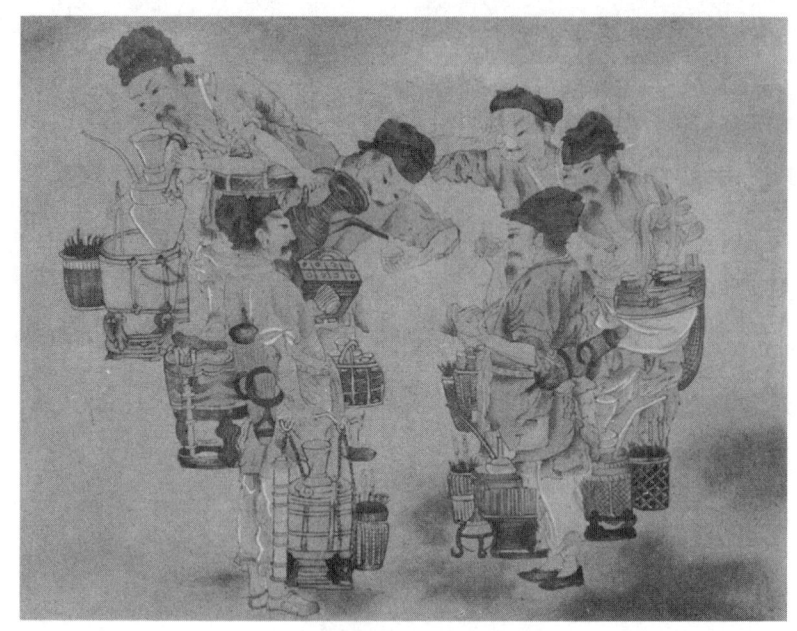

宋代《斗茶图》

开茶馆、泉实玉带，茶实兰雪、汤以旋煮、无老汤。器以时涤，无秽器。其火候、汤候亦时有天合之者。"表明当时北京茶馆已有一定规模。清时，曲艺、评话、京剧的昌盛，以及八旗子弟的消闲，促进了京城茶馆业的兴盛。清末北京最有名的茶庄要数张一元茶庄和吴裕泰茶庄。

◎ 张一元茶庄

老北京人一提喝茶，自然少不了提起"张一元茶庄"。"一元"据说是取"一元复始、万象更新"之意。"张一元茶庄"创始于清朝光绪年间。创办人是安徽歙县定潭人张文卿。茶庄经营的小叶花茶以"汤清、味浓、入口芳香、回味无穷"被北京人广为赞誉。

◎ 吴裕泰茶庄

吴裕泰茶庄始建于清光绪十三年（1887年），初名"吴裕泰茶栈"。创始人安徽歙县人吴锡卿，曾担任过北京市京师茶行会会长。安徽的名茶很多，诸如祁门红茶、六安瓜片、太平猴魁、安徽屯绿、黄山毛峰等都享誉中外。吴裕泰祖上好几辈都经营茶叶生意，吴裕泰茶栈成立以后，主要经营自己拼配的花茶，因为普通百姓喝不起价格昂贵的安徽名茶。1955年底，"吴裕泰茶栈"更名"吴裕泰茶庄"。吴裕泰茶严把茶叶质量关，其品牌理念是"跨越三个世纪，好茶始终如一"，经营的茶叶深受北京人的喜爱。

老字号药铺

◎ 鹤年堂

明永乐三年（1405年）回回诗人、著名医学家、养生大家丁鹤年在北京菜市口创办鹤年堂医馆和中药铺，开创了养生立店的先河。"鹤年堂"匾额是严嵩亲笔手书，此匾两侧悬挂的"调元气"、"养太和"两句体现鹤年堂养生理念精髓的牌匾，是抗倭英雄戚继光亲笔手书。据说戚家军外出打仗，将士们都携带鹤年堂精制的"白鹤保命丹"作为急救药，被称作"神药"。戚继光在抗倭得胜还朝时，又为鹤年堂写下了"撷披赤箭青芝品"、"制式灵枢玉版篇"，称赞鹤年堂药材品质精良、药方经典。明朝名臣杨椒山也极为欣赏鹤年堂吸纳百家的胸怀和显著的养生效果，专门题写了楹联"欲求养性延年物，须向兼收并蓄家"。经过历代传承人的发展，鹤年堂养生理论和方法逐步丰富和完善，研制的药膳、养生酒、养生茶、食疗方等在预防疫病、延缓衰老、益寿延年等方面有很好的疗效。明嘉靖年间（1556年前后），鹤年堂曾相继开设了五家分号，遂有"五鹤朝天"之说。

鹤年堂在中国文化史上还有一段惊天动地的大事：清光绪二十五年（1899年），金石古文字学家王懿荣患病，为寻找大夫开的"龙骨"一药，他在鹤年堂买到了"龙骨"，经认真研究，发现"龙骨"就是举世闻名的刻有甲骨文的龟板。

鹤年堂以养生立店，受到北京各界人士的推崇。2005年12月，国家有关部门正式宣布鹤年堂为"京城养生老字号，历史悠久第一家"，并颁发了匾额和证书。

◎ 永安堂

永安堂始创于明永乐年间（1403年～1424年），距今已有580多年历史，比同仁堂还早200多年。老北京论起医药行来，素有"内永安、外同仁"之说。"外同仁"指前门外的同仁堂，"内永安"指当时位于城里的东四牌楼附近的永安堂。永安堂药店从商宗旨是"实与名副，财以道生"，努力做到"货真价实，童叟无欺"。永安堂制药的真功夫，在于它久研病理，深研药性，药材地道，遵照古方秘授，炼制各种丸、散、膏、丹，精选上等人参、鹿茸等制成精良饮片。还自设药圃种植各色鲜药材等。永安堂在历史上曾几易店主，经几代人的艰苦创业，在20世纪30年代达到鼎盛时期，逐渐发展成为能够自制约1100多种中成药的药店，其中紫雪散、羚翘解毒丸、神授化痞膏等远近驰名。

◎ 同仁堂

北京同仁堂创建于清康熙八年（1669年），是中药行业著名的老字号。创始人乐显扬笃信"可以养生，可以济世者，唯医药为最"。同仁堂自创建至1954年公私合营，近300年一直是世代相传，又称"乐家老铺"。1723年，雍正帝钦定同仁堂供奉清宫御药。从1723年到1911年，长达188年的时间里，同仁堂独办官药，历经8代皇帝。

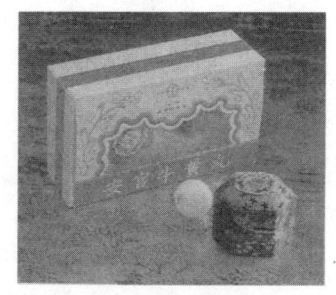
安宫牛黄丸

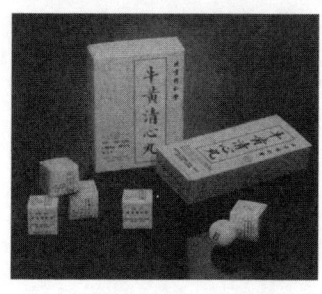
牛黄清心丸

同仁堂的王牌药主要有安宫牛黄丸、牛黄清心丸、大活络丹、局方至宝丸、苏合香丸、参茸卫生丸、女金丸、再造丸、紫雪丹等。同仁堂人以"仁"立店，重视树立同仁堂形象。清朝时期，同仁堂经常利用朝廷会考的时候，免费赠送"平安药"，冬天办粥厂，夏天施暑药等。

◎ 长春堂

乾隆末年长春堂开业，由山东游医孙振兰开办。长春堂原来坐落在前门外长巷头条北口路西，有两间门面以经营闻药为主。到清末民初，由孙振兰的后代孙崇善经营。当时，

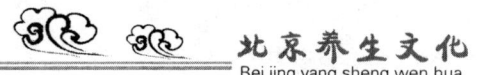

日本祛暑的"仁丹"和清凉闻药宝丹充斥北京市场,很多建筑物的墙面上都有"仁丹"广告。为了抵制日货,振兴国药,孙崇善在药剂师蔡希良帮助下,研制出闻药——避瘟散。市民争购,闻名国外,远销泰国、缅甸、印尼等国。在当时,北京曾流传过"三伏热,您别慌,快买闻药长春堂,抹进鼻子旦通肺腑,消暑祛火保安康"的顺口溜,说的就是长春堂的避瘟散。

第三章

运动与养生

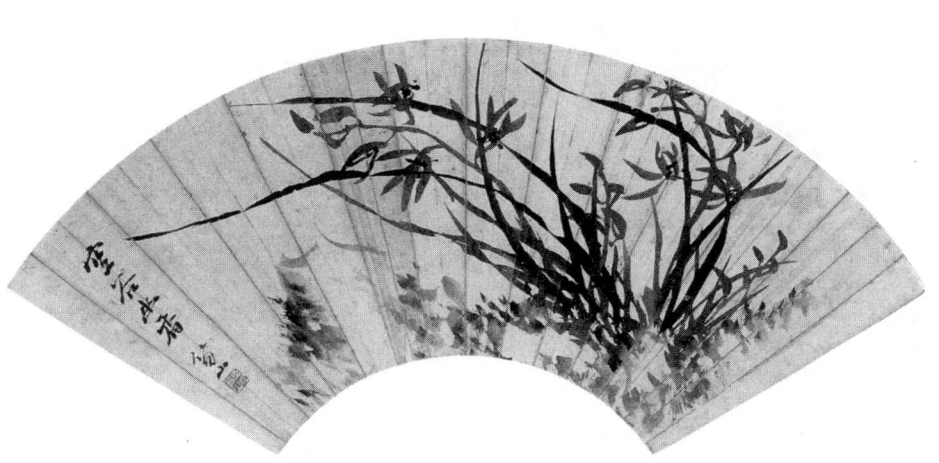

与西方运动相比，中国的养生运动形式偏于"内求"、"运气"，重在健身、养生，通过外在的形体锻炼而达到内在的精神修养，内外俱练、形神兼顾，身心合一，如太极拳、舞剑、棋类等此类健身益智的传统体育运动。北京是多民族杂居地，蒙、满入主中原，彪悍的民风也给古老的北京注入了新鲜的活力，使得北京人的运动养生也有鲜明的特色。从骑马射箭、摔跤打球，到养花养鸟、听相声、看京剧，既有健身益智的形体锻炼，也有愉悦身心的民间娱乐。

第三章　运动与养生

运动养生的原则

　　形体是人生命存在的前提，无形则无生。静以养神，动以养形。《吕氏春秋》说："流水不腐，户枢不蠹，动也。形气亦然，形不动则精不流，精不流则气郁。"这里用流水和户枢为例，说明运动的益处，并从形、气的关系上，明确指出了不运动的危害。在此说明一个非常明显的道理：动则身健，不动则体衰。

　　适当的劳动与形体锻炼可以使气机通畅，脏腑功能旺盛，增强人的体质，延缓衰老。陈寿《三国志·魏书·方技传》说："动摇则谷气得消，血脉流通，病不得生，譬如户枢不朽是也。"生命在于运动，运动有益身心健康。但运动应该适当，做到"形劳而不倦，气从以顺"就可以了。过度运动则易损伤筋骨，耗伤精血，影响脏腑功能。《素问·举痛论》中的"劳则气耗"，《素问·宣明五气》中的"久视伤血"、"久立伤骨"、"久行伤筋"，都指出了运动要以适中为原则。

　　运动贵在坚持，三天打鱼两天晒网是达不到运动养生目的的。运动要循序渐进，坚持不懈，树立信心、恒心，如此才能收到强身、健身的效果。

北京运动养生特点

　　北京人好玩，能够在日常生活中把好玩的天性发挥得淋漓尽致。因此，北京人运动以养生就带有很强的娱乐性，比如栽花养鸟、下棋听戏。同时，北京又是多民族杂居地，蒙古族、满族入主中原，彪悍的民风给古老的北京注入了活力，使北京人的运动习俗呈现出鲜明的民族特色。比如骑马射箭、摔跤打球等体育运动在北京的风靡一时。

健身益智的形体锻炼

◎ 武术

蒙古族和满族是"马背上的民族"，擅长骑射，一生驰骋大漠，堪称草原上的射雕英雄——成吉思汗就是蒙古族中擅骑射的骄子。《黑鞑事略》说蒙古人四五岁就开始佩带小弓短矢，年龄稍长就骑射打猎。马上骑射可谓风姿飒爽："凡其奔骤也，跂立而不坐，故力在跗者八九，而在髀者一二，疾如飙至，劲如山压，左旋右折，如飞翼，故能左顾而右射，不特抹鞦而已。"蒙古族和满族入主中原后，骑射风俗在中原地区的广泛传播，为民间武术的发展注入了活力。

清初，包括皇帝在内的皇室成员、王公大臣均挽强善射。昭梿《啸亭杂录》有记载："王公诸大臣无不弯强善射。"康熙亦有云："我国家以弧矢定天下，又何可一日废武？"统治者非常注重训练八旗子弟的骑射技艺，在八旗驻地都设教场，训练骑射，还经常举行比赛，考核优劣。

《中国风俗通史·清代卷》记载，清代习武之风盛行，传统的拳法与器械武术进步明显，武术内容门派化、套路化。拳法在清代发展到了数十种，诸如太极拳、八卦拳、形意拳、螳螂拳、通臂拳等，这些都是从明代基础上发展而来的。至于器械武术则更是五花八门、精彩纷呈，如枪术，民间有不少名师高手，流派分立，体系完备。

清末民初，霍元甲创办的精武体育会得到了孙中山的支持。孙中山为该会题词："尚武精神"。北洋时期，朝野同样重视武术。军阀们纷纷组建武术团，鼓励士兵练武强身，提高战斗力，如冯国璋组建的"中华武士会"、张之江创建的"中央国术馆"及陈嘉庚组建的"闽南国术团"等。

尚武之风还体现在摔跤习俗的流行之中。摔跤也称作相扑，元时又叫角抵。《元史·仁宗本纪》记载，元仁宗延佑六年（1319年），元宫廷设置"勇校署，以角抵者隶之"。宫廷成立专门的摔跤者管理机构，说明摔跤运动在蒙古人中的盛行。

摔跤也风行于满族人中，称作"布克"。清朝历代皇帝都会摔跤，少年康熙还通过玩"布克"制服了权臣鳌拜。清代设有善扑营，骑射、摔跤是必须演习的技艺。职业摔跤手被称作"善扑人"。当时摔跤比赛的冠军被赐作"阿尔萨兰"（狮子），亚军为"扎"（象），季军为"巴尔"（虎）。

摔跤不仅北方游牧民族喜好，汉族也热爱摔跤。清代北京的大佛寺、小护国寺、月坛、日坛、朝阳门、宣武门、牛街、天桥、地坛、海甸、青龙桥等地，都设有摔跤场。

新中国成立以后，武术事业得到了发扬光大，北京相继成立了多所武校。1952年筹建了中央体育学院，现在的北京体育大学下设有专门的竞技体育学院、武术学院。

◎ 赛马

赛马是北京一项传统的体育项目。清乾隆年间，北京修建了很多赛马场，多分布于外城内和城门外。在各种民俗节日里

小贴士

上京诗

王 沂

黄须年少羽林郎，
宫锦缠腰角抵装。
得隽每蒙天一笑，
归来驺从亦辉光。

举行赛马活动，上自王公贵族下至一般旗兵都热衷于这项活动。

清末民初，北京的赛马场有数十处之多。民国初年赛马场开始使用彩票。当时参与赛马的有很多名流贵胄，普通民众也热衷于到赛马场上一睹这些翩翩佳公子的马上雄姿，因此每次赛马都非常热闹。值得一提的是，当时赛马场上的显贵人物有道光皇帝的孙子、光绪皇帝的兄弟载涛。载涛曾经担任过清军镶黄旗统领，训练过禁卫军，在俄国首都彼得格勒与哥萨克骑兵比赛过骑马，赢得了俄国人的尊重。解放以后，他还担任过军委总后勤部的马政局顾问。

◎ 马球、步打球

马球也称击鞠、打球或击球，是骑在马上以球杖击球入门的一种运动，比较惊险。汉代已记载了"马球"这项运动，唐宋时期马球运动较为兴盛，元代仍然很流行。元代的球是一种用皮缝的"软球子"，球杖较以前更长。

步打球是一种不骑马的持杖打球运动。元代《丸经》一书评说了玩步打球可以养血脉、怡乐精神、促进身心健康。

元代大都比较流行玩蹴鞠，甚至出现了男女对踢蹴鞠的场景。

◎ 太极拳

太极拳相传是明代戚继光根据民间拳术总结出来的拳经三十二式。明末清初河南怀庆府温县陈家沟村在家族中流传陈式太极拳，清同治年间陈长兴弟子杨禄禅将太极拳传入北京，不少王公子弟随杨学习太极拳，遂使太极拳在北京广为流传。可以说近代北京地区是太极拳走向全国、面向大众传

第三章　运动与养生

播的窗口和起点。

太极拳吸收了我国古代的吐纳、导引等养生术。吐纳、导引是呼吸运动和躯体运动相结合的一种医疗体育方法，它能通过治疗疾病、预防病害达到延年益寿之功效。

东汉末年张仲景在《金匮要略》中认为，导引吐纳能使气血流畅而通利九窍、防病治病。

后汉三国时期，名医华佗创编了"五禽戏"，可视为动功的先驱。他模仿虎、鹿、熊、猿、鸟五种动物的动作做体操，其弟子吴普按照"五禽戏"天天锻炼，活到90多岁还耳聪目明、牙齿完好。"五禽戏"的出现，使中医健身术发展到一个崭新的阶段，为以后其他运动保健形式的出现开辟了广阔的前景。

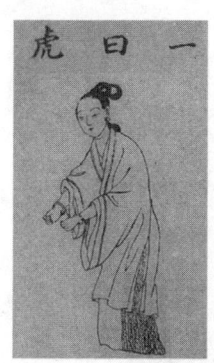
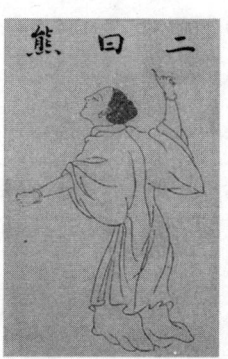
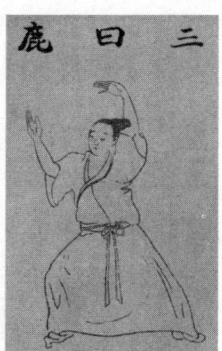
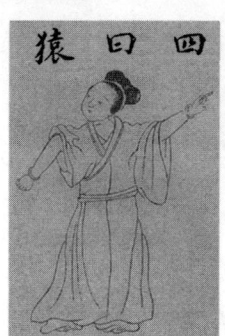
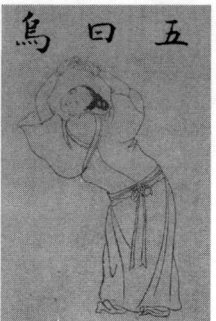

五禽戏

东晋葛洪的《抱朴子》中曾记载了"胎息"、"闭气"、"守一"等多种方法,在动功方面则包括"龙导虎引"、"熊经龟咽"、"燕飞蛇屈"等等。

南北朝时陶弘景的《养性延命录》中保存了当时很多养生专著及流行功法。在静功方面,他介绍了以"服气"为主的功法,后世六字诀法可能以本书记载为最早;在动功方面,更是丰富多彩,诸如"摩面"、"琢齿"、"狼踞"、"鸱顾左右"、"顿踵"、"叉手"等等,其中还有晨起可做的成套动功方法。

唐代,道教和医学发展较快,人们对生命、疾病的认识也更加深刻,在养生健身、疾病治疗等方面积累了不少经验,古老的吐纳、导引等养生术得到科学、健康地发展。贡献较大的是被誉为"药王"的孙思邈。

明代著名养生学家冷谦著《修龄要旨》、王蔡传撰《修真秘要》,均提倡用导引来锻炼身体。清代养生学家曹庭栋创"卧功、坐功、立功"三项,作为简便易行的导引法,以供老年锻炼之用。

太极拳正是融合了古代吐纳、导引等养生术的优点,又吸纳了技击术,才使得太极拳不仅有技击功能,而且有卫生保健作用。太极拳"内固精神,外示安逸",要求"以心行气,以气运身",重视精神气血的调养,动作连绵不断,柔中带刚,动静结合,形神相宜,是一项很好的保健运动。

早在民国时期,北京地区的一些体育社团,比如北京武术传习所、北平国术馆等,都将太极拳作为首选的健身术向社会大众推广。太极拳体现了中国的养生运动形式偏于"内求"、"运气"的特征,重在健身、养生,通过外在的形体锻炼而达到内在的精神修养,做到内外俱练、形神兼顾、身心合一。美国人有一项研究表明:打太极拳可以明显改善老年人神经系统稳定性,提高心肺功能。

打太极拳的时候必须心神专注,不能一边打太极拳一边说话,否则就成了打太极操,与打太极拳养生保健的目的背道而驰了。太极拳至今在我国和世界上亦广为流传。在北京的公园、健身所还能看到很多太极拳爱好者。

◎ 放风筝

放风筝既是户外体育运动,也是群众性文化活动。"放风筝,送病气"、"风筝入九霄,病气随风消"、"迎天顺气,拉线凝神,随风送病,百病皆去",从这些俗语中我们可以看出,放风筝作为一种养生方式在我国古代得到了很大程度的认可。

放风筝是一项受人们喜爱的运动,在元代就已经比较普及了。到了清代,风筝的制作工艺有了很大进步。《燕京岁时记》记载:"京师十月以后,则有风筝、毽儿等物。风筝即纸鸢,缚竹为骨,以纸糊之,制成仙鹤、孔雀、沙雁、飞虎之类,绘画极工。"

放风筝是一种融娱乐和体育于一体的活动,应该属于"休闲体育"的一种。身背风筝,徒步郊外,沐浴明媚阳光,呼吸清新空气,使人心旷神怡、神清气爽、气血通畅,这已经取得了养生的第一步效果。

放风筝时,要起步、小跑,才能将风筝放起,使全身得到较大舒展。风筝升起后,除外因此而带来的成就感,抬头仰望，凝视拉线，有疾有徐，外娱眼目，内娱心志，使整个身心沉浸在既松又紧的舒畅之中，对身体非常有益。

放风筝养生的益处，古人早有认识。《续博物志》说："春季放风筝，引线而上，令小儿张口仰视，可以泄内热。"《燕京岁时记》说："儿童放之空中，最能清目。有带风琴锣鼓者，更抑扬可听，故谓之风筝也。"古人还认为放风筝可以送病气、晦气。《红楼梦》中贾宝玉和林黛玉一起放风筝，宝玉就说："放风筝是放晦气，林妹妹的病根都放出去了。"李纨也曾经劝黛玉多放风筝："放风筝图的就是这一乐，所以叫放晦气，你该多放些，把病根儿带去就好了。"

民俗谓放风筝为放病气、放晦气，是不无道理的。归纳起来，放风筝有四大养生好处：一是运动身体，畅通气血；二是仰望远视，最能明目；三是万虑俱消，怡愉情志；四是张口呼气，随风送病。

人称"风筝魏"的近代风筝艺术家魏无泰，推崇"五福捧寿放风筝法"，这种方法在医学界被称为"风筝延寿法"，这是放风筝养生的绝好例证。

◎ 踢毽子

踢毽子是我国一项有着悠久历史的民族体育活动。经常进行这项活动，可以活动筋骨、促进健康。在北京，踢毽子还有个富有诗意的名字——翔翎。

关于踢毽子的起源，有一种传说认为毽创自轩辕黄帝，当时叫毱，不叫毽，是练习武士的一种器具。"毱"在《中华大字典》中解释为"皮毛丸"，显然，"皮毛丸"与毽是两种不同的东西。又一传说认为毽"创自岳武穆，用箭之翎，配以金石之质，抛足而戏，以释军闷"，但此说也无佐证。

据历史文献和出土文物证明，踢毽子起源于我国汉代，盛行于六朝、隋、唐。《唐高僧传》中记载：跋陀，南北朝时期北魏人，河南嵩山少林寺祖师，一日到洛阳去，在路上遇到了12岁的惠光，在天街井栏上反踢毽子，连续踢了500次，观众赞叹不已。宋朝高承在《事物记源》一书中，对踢毽子有较详细的记载："今时小儿以铅锡为钱，装以鸡羽，呼为毽子，三四成群走踢，有里外廉、拖抢、耸膝、突肚、佛顶珠等各色。"

明清时期，踢毽子进一步发展，关于踢毽子的记载也就更多了，发展出数人同踢的技巧运动形式。《帝京岁时纪胜》中说："都门有专艺踢毽子者，手舞足蹈，不少停息，若首若面，若背若胸，团转相击，随其高飞，动合相宜不致坠落，亦博戏中之绝技矣。"至清末，踢毽子已成为北京城老少皆宜的活动，参加的人越来越多，既可锻炼身体，也是重要的娱乐方式。

踢毽这一养生活动，最大的方便之处在于可以随身而带，随时随地锻炼身体，陶冶性情。这项活动主要锻炼腰腿，如经常适度踢毽，对舒筋活血、益寿保健很有益处。

另外，踢毽要求在最有利的一刹那间来控制毽子，在空中完成各种接、落、跳、绕、踢的动作，过早过晚都要失败，这就需要做到反应快、时间准、动作灵敏。因此，踢毽子有利于提高人们的应变力、灵敏度和动作协调能力。而多人合踢，则可以培养组织纪律性和互相合作的精神，竞技的多人合踢，还能培养克服困难、争取主动、掌握有利时机的本领。踢毽子还是一种极具观赏性的优美艺术表演。

◎ 抖空竹

空竹，也叫空钟，一般用木或竹为原料制作，用线绳抖动使其高速旋转发出响声。抖空竹在我国至少有六百年以上的悠久历史。抖空竹的游戏者用上肢做提、拉、抛、接等动作，下肢做走、跳、绕、蹬等动作，头做俯、仰、转等动作，腰随着扭动，眼神敏捷，控制空中上下翻飞的空竹。抖空竹不受场地限制，男女老少皆宜，其抖法有单人抖、双人抖、多人抖、正抖、反抖、花样抖等多种玩法。这是一项全身运动，可增强上下肢肌肉、韧带的弹性，提高关节灵活度，而且可使心肺系统得到全面锻炼，有益身心健康。

明代每逢农历二月，孩子们就开始玩起了空竹。《帝京景物略》中记载了明代京师童谣："杨柳儿活，抽陀螺。杨柳儿青，放空钟。杨柳儿死，踢毽子。杨柳发芽儿，打柭儿。"并解释说："空钟者，剜木中空，旁口，荡以沥青，卓地如仰钟，而柄其上之平。别一绳绕其柄，别一竹尺有孔，度其绳而抵格空钟，绳勒右却，竹勒左却。一勒，空钟轰而疾转，大者声钟，小亦蛞蜢飞声，一钟声歇时乃已。制径寸至八九寸，其放之，一人至三人。"

直到现在，抖空竹仍旧是北京群众经常进行的一项娱乐健身活动，其玩法已经多达一百多种。

◎ 滑冰

北京冬天天气寒冷，一上冻，河面就会被冰封住。至清代，滑冰已经成为一项冬日里盛行的运动。《冰嬉赋》序言说："国俗有冰嬉者，护膝以苇，牢鞯以韦，或底含双齿，使啮凌而人不踏焉；或荐铁如刀，使践冰而步愈疾焉。"据《燕京岁时记》记载："冰鞋以铁为之，中有单条缚于鞋上，身起则行，不能暂止。技之巧者，如蜻蜓点水，紫燕穿波，殊可观也。"滑冰能够增强人的心肺功能、人体的平衡与协调能力，增加身体的柔韧性，不失为一项强身健体的体育运动。

清代还盛行一种"拖冰床"的活动，冬至以后，河面冰结得很厚，在什刹海、护城河等地都有冰床。冰床用木头做成，长约五尺，宽约三尺，脚下安上铁条，用一个人拖着，可以坐三四个人。雪后天晴之日，白雪皑皑、冰清玉洁的世界，坐在冰床上或嬉笑娱乐或饮酒赋诗，此中自有一番乐趣。更有甚者，将十余张冰床连在一起，饮酒作乐，驰走冰上，更是一大快事。

民国初年，随着欧风美雨的侵入，北京出现了带冰刀的冰鞋。20世纪30年代北平较有名的冰场有中南海新华门内的东湖、北海的漪澜堂前、北海的五龙亭前等。

愉悦身心的民间娱乐

在各种运动中，还包括民间娱乐。民间娱乐也多重视运动的价值，但愉悦身心是其主要目的。元明清三代北京的民间娱乐活动丰富多彩，诸如下棋、养鸽子、养金鱼、养花、听戏等，这些积极健康的娱乐活动一直延续到了今天。娱乐活动只要开展适度，都能通过顺性而为、愉悦身心的方式，达到养生延年的目的，是安居于世俗社会的活泼生活方式。

◎ 下棋

棋是传统文化修身养性的一块瑰宝。下棋是一种脑力劳动，静中有动，可以调节情绪、增长智慧、陶冶性情。经常下棋可以延缓大脑的衰老，起到延年益寿的功效。古人云："善弈者长寿。"闲静处两人饮茶对弈，对于身心调适更是别具功效。

中国传统棋类游戏的主流是象棋和围棋。春秋战国时期，围棋已经流行。围棋之大要，在于怡情悦性，而非你死我活的拼杀。棋子两色，一黑一白。黑色为阴，白色为阳。棋盘列阵，阴阳互动，此消彼长，所求在一个和合。古人认为围棋可以开发智慧、怡养性情。晋代张华在《博物志》中就有记载："尧造围棋以教子丹朱。"唐、宋、辽、金各朝均很流行下围棋。到了元代，围棋在北京也很盛行了。三国时魏国人邯郸淳《艺经》言："夫围棋之品有九：一曰入神；二曰坐照；三曰具体；四曰通幽；五曰用智；六曰小巧；七曰斗力；八曰若愚；九曰守拙。九品之外，今不复之。"以评围棋棋艺高低。

象棋是我国的传统棋种，也有悠久的历史。明代象棋已在民间普及，成为大众化的娱乐活动。北京出现了专门的"棋盘街"。《日下旧闻考·国朝宫室》记载："正阳门之内为大清门，三阙，上为飞檐重脊，门前地正方，绕以石栏，左右石狮各一，下马石碑各一。……大清门外俗称棋盘街，乾隆四十年修葺，周围石栏，以崇体制。"老北京的天桥还有专门的棋茶馆。

象棋与围棋到清代，在民间十分风行。清代棋界高手林

小贴士

某个好下棋的财主做寿，请了一位从不攀附权贵的围棋大师来当众赛棋，众人都认为财主自讨没趣，结果财主很轻松地赢得了比赛，有人想要讥讽棋师，却见那位棋师的棋子构成一个"寿"字！棋道之高一目了然。

立，清初有过百龄、盛大有、黄月天、周懒予、汪汉年、周东侯等人。康、乾之时，北京云集了很多的名家，出现了包括梁魏今、程兰如、范西屏、施襄夏在内的"四大家"。毛祥麟《墨余录》说："乾、嘉时，朝贵盛行弈艺，以此四方善奕士，咸集京师，而以海宁范西屏为巨擘。"

清朝时期，棋奕的理论发展水平很高，出现了较有影响的棋奕专著。如过百龄的《三子谱》《官子谱》，周东侯的《二子谱》《奕悟》，黄龙士的《奕括》，徐星友的《兼山堂奕谱》，程兰如的《晚香亭奕谱》，施襄夏的《奕理指归》，范西屏的《桃花泉奕谱》，陈子仙与方秋客合著的《陈方七局》，周小松的《新旧棋谱汇选》《餐菊斋棋评》等。

双陆，局如棋盘，左右各六路，故名"双陆"。双陆棋子为锥形，黑白各十五枚，两人博戏，色子掷采行棋，白马从左向右，黑马从右向左，先出的一方为胜利者。双陆相传三国时从印度传入中国，南北朝和隋唐时期颇为盛行。元代以后，双陆在全国范围内流传。文人才子和风流子弟都很喜欢双陆，譬如关汉卿自明心志的套曲《南吕一枝花·不伏老》中夸赞自己的才艺："会围棋、会蹴鞠、会打围、会插科、会歌舞、会吹弹、会咽作、会吟诗、会双陆。"

◎ 春游

春季人体的阳气开始趋向于表，皮肤逐渐舒展，肌表气血供应增多。《黄帝内经·四季调神大论》说春天这个季节叫做"发陈"，就是春天到了，陈旧的东西经过去年的冬眠都给发散掉了，万事万物开始欣欣向荣，草木也长出来了。这个时候可以"披发缓行，广步于庭"，就是说在起居方面要求早起，免冠披发，松缓衣带，舒展形体，在庭院或场地信步慢行，顺应春天阳气才刚刚升发的特点，以助阳气生发。

白居易《春游》一诗说："逢春不游乐，但恐是痴人。"阳春三月，春光明媚，草长莺飞，去郊外踏青寻春，或步行、爬山、涉水，或赏花斗草游乐，既是春游又是健身活动。踏青郊游可以让人感受到春天的阳气。观看柳绿桃红，繁花似锦，自然赏心悦目，怡情养性。春天郊游，放眼皆是满目春色，吐故纳新，清新空气可使人气血平和，从而使阴阳协调，达到养生保健的目的。

元代大都妇女也喜欢春天郊游，《析津志》记载："北城官民妇女多游南城，风日清美，踏青斗草，车马杂踏，绣毂金鞍，珠氏璀璨，上至内苑，中至宰执，下至士庶，几乎倾城出游。"

春游是人们乐此不疲的娱乐兼健身活动。时至今日，北京人的春游已不仅是在北京城内或者周边地区的游玩，交通工具的异常便利，改变了人们的春游方式，畅游五湖四海已是家常便饭。虽是春光无限好，外出游玩也要注意劳逸结合，不可过度疲劳。

◎ 秋游

北京的秋天秋高气爽，风景宜人。重阳登高，逛西山八大处，逛香山，逛碧云寺、樱桃沟等地。《帝京岁时纪胜》谓："九月都人结伴呼从，于西山一带看红叶，或于汤泉坐汤，谓菊花水可以却疾。又有治肴携酌，于各门郊外痛饮终日，谓之辞青。"金受申《登高与泛舟》一文说："北京秋天的玩乐,城里当然以中山公园和三海为欣赏秋光的好所在。以萧疏闲适来论,中山公园不如南海,南海不如北海,北海不如中海。以爽朗适于登临来论,又当以琼岛小白塔、景山五行亭为最高眼了。……北京过去对于重九登高很是重视,不仅到一个高的所在登临一下子,还要吃吃喝喝,所以郊外较比相宜一些。以前讲究野意吃喝的,总要到东北西三郊外土城去。北京旧日士大夫阶级登高以登'烟墩'为最高,……在永定门外南郊总署南旁相近。……四十年前北京还有一个很好的登高地方,便是'法藏寺塔'。"

◎ 养花

养花是人们生活中一项有益的活动。花卉不仅可用作观赏,悦人眼目,有很多花卉还能净化空气。北京家庭养花盛行,花卉生产十分发达。北京民间养花的传统之地是草桥,即现在的丰台区黄土岗一带。《帝京景物略》中记载草桥养花:"土以泉,故宜花,居人遂花为业。都人卖花担,每晨千百,散入都门。"书中还记载了草桥一年四季所养之花,有梅花、山茶、水仙、桃李、海棠、牡丹、芍药、榴花、木槿、菊、荷、紫薇、夹竹桃、玫瑰等,约有四十多种。

《燕京岁时记》一书中记载在护国寺、隆福寺的花市上售卖花卉的情况:"春日以果木为胜,夏日以茉莉为胜,秋日以桂菊为胜,冬日以水仙为胜。"在老北京宣武区和崇文区,逢三宣武门外之都土地庙,逢四崇文门外的花市,与隆福寺、护国寺的花市相呼应,都是昔日北京城繁华热闹的所在。

北京人爱养花,四合院内种上一院子花,透着自然的田园气息，益于身心健康。种花可以活动筋骨以养形，赏花则可调畅情志以养神，从而达到形神兼养的功效。

◎ 养鸟

北京人养鸟历史悠久。清代，北京有闲阶级提笼架鸟是他们日常消闲的重要活动之一，尤其以满人为甚。满族先人游猎于山林，养鸟，听鸟鸣，对鸟的热爱已经成为他们的一种习俗。老舍说熟透了的旗人娱乐消遣就是提笼架鸟、听曲儿走票等。养鸟不光是遛鸟，主要在于驯鸟，教给鸟儿一些小小的技巧，以观赏、娱乐。俗话说："养鸟遛鸟，遛的是鸟，练的是人。"可见养鸟也可娱乐身心，锻炼身体。

自南宋至清，养鸟以养鸽为盛。关于鸽子，中国最早养殖的就是观赏鸽。数百年来精心培育出色妍貌美的观赏鸽，对鸽子有一套独特的审美要求，譬如鸽子的头、眼、嘴、脚和羽毛花色等。

明朝末年，张万钟撰写了第一部养鸽专著——《鸽经》，张万钟之父曾任两京都察院掌院御史，饲养、鉴赏了很多名贵鸽种。《鸽经》记载了养鸽的很多细节，记录的鸽种几近百种。故宫博物院的藏画中，有清代画坛高手精心绘制的3部鸽谱，共180幅，图文并茂。

明清时期北京养鸽的人很多，鸽子的种类也很丰富。放鸽子的时候，还常常用竹哨缀于鸽尾上，称作"哨子"，或者是将铃系于鸽足上，每遇雨后新晴放飞鸽子的时候，就能够发出婉转浏亮的声音。老北京的护国寺庙会、隆福寺庙会等都有很热闹的鸽子市。

第三章 运动与养生

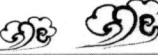

◎ 养金鱼

金鱼是由野生的金鲫鱼演化而来的观赏鱼类，品种丰富，色彩斑斓，有红、墨、紫、蓝、橙、五花等颜色。元代北京地区就开始了金鱼养殖。明清时期，宫廷、民间养金鱼皆盛极一时。宫中四尾的珍贵金鱼才称为"金鱼"，价格很昂贵。至于走街串巷贩卖的小金鱼，则是很普通的金鱼。老北京有专门养殖金鱼的地方，比如元代京城的太液池，崇文门外、天坛北面的金鱼池。《日下旧闻考》云："鱼藻池，俗称金鱼池，其民仍蓄金鱼为业焉。明人多往观鱼。"金鱼池所养金鱼有很多珍贵品种，《帝京景物略》言："鱼有异种者，白而朱其额曰鹤珠，朱而白其脊曰银鞍，朱脊而白点七曰七星，白脊而朱画八曰八卦。"

普通人家的四合院中也常常有养金鱼的鱼缸，养鱼人对金鱼是倍加呵护，夏天注意防晒，冬天为了保暖，则把金鱼养在地下室。现代北京人大都入住高楼大厦，很多人家仍有养金鱼的嗜好。

"金鱼一缸，胜似参汤"，养金鱼也是一项很好的休闲养生活动。观赏游动于水中的金鱼，畅想鱼儿之乐，可以愉悦情志，排解忧愁，增添生活情趣。

◎ 养候虫

邓乡云的《燕京乡土记》中说："按季节出现的昆虫，说的文雅一些，姑且叫做'候虫'吧。"夏末秋初时节，逮知了、听蝈蝈、斗蟋蟀是北京人的一大爱好。上至达官显贵，下至平民百姓，人人都可以此为乐。

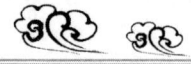

小贴士

《帝京岁时纪胜》说:"(蝈蝈)能度三冬。以雕作葫芦,银镶牙嵌,贮而怀之,食以嫩黄豆牙、鲜红萝卜,偶于稠人广座之中,清韵自胸前突出,非同四壁蛩声助人叹息,而悠然自得之甚!"

蟋蟀,北京人称为"蛐蛐"。北京地区的蛐蛐最有名的是京西福寿岭的"青麻头"和京北苏家坨的"伏地儿"蛐蛐。秋天用很精致的瓷器盆等装上蟋蟀,进行赌博。《燕都杂咏》注说:"秋后斗蟋蟀,开场赌彩,街巷或书'某处秋色可观'。"《帝京景物略》详细描写了北京永定门外五里胡家村捕捉蟋蟀的情景:"秋七八月,游闲人提竹筒、过笼、铜丝罩,诣蘘草处,缺墙颓屋处,砖壁土石堆磊处,侧听徐行,若有遗亡,迹声所缕发而穴斯得。"

清代北京人喜欢养蝈蝈。蝈蝈的价格应季节而变化。五月以后,沿街叫卖的蝈蝈,每只不过值一二文钱。到秋天的时候,在市场上售卖每只价格可以高达数千。

◎ 相声

相声是雅俗共赏的艺术,起源于华北(也有人说起源于北京)的一种民间说唱曲艺,以口头方式表演为主。最初是模拟别人的言行声音,也称作"口技",这是最初的"象声"。相声按演员的人数可以分为单口相声、对口相声、群口相声,内容主要包括讽刺、娱乐或歌颂等。相声演员得有一套说、学、逗、唱的功夫,嬉笑怒骂,寓庄于谐,在引人发笑中揭示生活中的真善美。相声演员表演时可用折扇、醒木、手绢等作为道具。

《随缘乐》中记载了北京较早的相声艺人张三禄:"学相声好似还魂张三禄,铜骡子于三胜到像活的一样。"张三禄最初从事北京的八角鼓丑角表演,后改说相声。清末民初,北京盛行相声。有名的演员有:裕德龙、李德锡、焦德海、周德山、马德禄、刘德志、张德泉、李德祥等人,号称"八德"。相声以其诙谐幽默的语言，生动有趣的故事情节等博得听众欢笑，赢得观众掌声，深受京城老百姓的喜爱。老北京的天桥、各大庙会等都是相声表演的场地。相声这一民间曲艺从北京走向全国，至今仍流传不衰。

◎ 拉洋片

拉洋片最初也称作"拉大画儿"、"西洋景"、"拉大片"，是诞生于老北京天桥的传统民间艺术。拉洋片为单人表演，道具有锣、鼓、钹等，以助表演者说唱。主要道具则是一个木箱，箱子四周有圆孔，安装镜头，箱内装备数张图片，内有灯具照明。表演者在箱外拉绳，使箱内的图片转动。图片多展示一段完整的故事。表演者以唱的形式一边拉动图片，一边说唱故事，解释图片的内容。艺人大金牙（焦金池）专门在天桥表演拉洋片，其传承人有其徒弟小金牙（罗沛霖）、尚斌生等。拉洋片主要表演滑稽戏，演绎历史传奇，针砭社会现实等。常演出的唱段有《二姑老爷拜年》《大花鞋》《夸美人》《大闹义和团》《义和团打教堂》《刘大人私访》《大闹月明楼》《刘伯温修北京》《水漫金山寺》等。拉洋片综合了京韵大鼓、河北梆子、评剧等的精华，唱词通俗易懂，活泼有趣，表演者声情并茂，观看者多为穷苦百姓，以此为乐，看得、听得是津津有味。清末民初，护国寺、厂甸、白塔寺、土地庙等庙会都能见到拉洋片的。

◎ 看电影

1902年1月，外国人在前门外打磨厂的原福寿堂戏园放映电影，这是北京第一次放电影。当时的电影内容非常简单,郑逸梅《从影忆旧》说:"无非是一艘大轮船,自烟波浩渺处驶来,越来越近,看到船上的乘客的活动,熙熙攘攘,上上下下,其时观众只须看到这些动态,已感无比新奇满足啦!"尽管如此,电影这样的"舶来品"也使北京人大大地开了眼界。1908年北京丰泰照相馆的经理任景丰投资建成北京第一座电影院——大观楼影戏园。数十年间,北京陆续兴建了"真光电影院"、"中天电影台"、"同乐电影院"、"三庆电影院"、"庆乐电影院"等。电影业的兴起使传统的戏剧业受到了冲击。

◎ 元杂剧

戏曲发展到宋元时期,出现了固定的表演场所"瓦舍勾栏"。杂剧是这一阶段的主要表演形式,它是集歌唱、说白、舞蹈、武术于一体的表演艺术,同时也是多种戏曲表演的起源。元杂剧是在宋杂剧和金院本的基础上发展起来的一种戏剧样式,最初出现是在金末元初,兴盛于元,到了元成宗元贞、大德年间,杂剧的创作和演出进入鼎盛时期。观赏杂剧,上自宫廷,下至平民社会,是一种普遍娱乐活动。前期杂剧演出的中心就是元大都。元大都的经济繁荣出现了各种技艺集中演出的"勾栏瓦舍"。

元杂剧的作者多是怀才不遇或充任下级官吏的文人,他们的作品能够比较真实地反映人民群众的思想感情和生活愿望。例如"公案戏"、"英雄戏"、"才子佳人戏"等迎合市民思想感情的戏剧很受欢迎。元杂剧是包含有"唱"、"念"、"做"的戏剧样式,描写人物故事主要通过歌唱和念白。念白部分常有插科打诨,颇富幽默情趣。元杂剧自身发展过程中产生了诸多名家名品,如关汉卿、王实甫、白朴、马致远等名家。像关汉卿的《窦娥冤》《望江亭》,王实甫的《西厢记》,马致远的《汉宫秋》(又称《汉明妃》《昭君出塞》)等,现在也是久演不衰。

◎ 京剧

京剧是典型的北京地方戏,已有两百年左右的历史,是我国的国粹。它源于徽剧,又与湖北汉剧、陕西秦腔(梆子)和江苏昆曲相互吸收、融合演变而成,是歌舞、说唱、杂技的综合艺术形式,具备文学、音乐、舞蹈、美术等多种艺术内涵。京剧角色分成生、旦、净、丑四大行当。

京剧演唱时最讲究用气和换气。气是维持人体生命活动的根本物质,具有多种重要的生理功能。演唱京剧可以调节气的运行,促进人体血液循环,增强新陈代谢,使阴阳平和,精气充足。京剧唱腔有刚柔缓急、轻重之别,闻者细细品味,自然是悦耳清心。俗语说:"唱戏的是疯子,看戏的是傻子。"京剧魅力无穷,深受普通民众和皇室贵胄的喜爱,出现了许多京剧票友。

◎ 民间乐舞

儒家重视音乐的教化功能,孔子认为音乐应该呈现"乐而不淫,哀而不伤"的中庸之美,他认为《韶》乐尽善尽美,肯定了《韶》乐的道德教化功能和艺术价值。"乐"是儒家要求弟子掌握的六项技能,《周礼·保氏》说:"养国子以道,乃教之六艺:一曰五礼,二曰六乐,三曰五射,四曰五驭,五曰六书,六曰九数。"可见音乐在中国古人生活中的重要作用。

太史公司马迁说:"夫上古明王举乐者,非以娱心自乐,快意恣欲,将欲为治也。正教者皆始于音,音正而行正。故音乐者,所以动荡血脉,通流精神而和正心也。故宫动脾而和正圣,商动肺而和正义,角动肝而和正仁,徵动心而和正礼,羽动肾而和正智。"他肯定了音乐修身齐家治国的价值,也指出了音乐具有"动荡血脉,通流精神"的养生价值,同时还提到了五音和五脏的关系。《黄帝内经》讲:"天有五音,人有五脏,天有六律,人有六腑……脾在音为宫,肺在音为商,肝在音为角,心在音为徵,肾在音为羽。"《黄帝内经》讲述了不同音调对人体不同脏腑和器官有直接影响的道理,也为医学的音乐疗法提供了理论基础。

唐朝王冰注释《黄帝内经》的时候讲到:"角谓木音,调而直也";"徵谓火音,和而美也";"宫谓土音,大而和也";"商谓金音,轻而劲也";"羽谓水音,沉而深也"。不同的音调有不同的风格:角音生机盎然;徵音热烈欢快;宫音雄浑和谐;商音轻快铿锵;羽音深沉苍凉。不同的乐曲可以产生不同的治病养生功效。宋代文豪欧阳修曾经谈到过音乐疗疾的神奇效果:"吾尝有幽忧之疾,而闲居不能治也。受宫音数引,久而乐之,不知疾在体也。"历代医家也有音乐治病的理论阐释和临床验案。无不证明音乐可以调节情志、流通气血、颐养身心。

"歌咏所以养性情,舞蹈所以养血脉。"中国古代的乐舞一直很发达。早期的乐舞,是古人沟通人神的重要手段,是祭祀、酬神时候的必备礼节,古人认为礼没有乐伴是不能随便施行的。乐舞走下神坛,深入民间的时候,群众也不仅仅

第三章　运动与养生

是为了娱乐,还包含了陶冶性情、养生延年的内涵。

金代,民间歌舞很盛行,流行女真民歌。宫廷乐舞受中原文化影响,除了演奏本民族的乐曲外,也有雅乐、散乐(燕乐)、鼓吹乐等。

蒙古族是能歌善舞的民族,每逢庆典、宴会、婚礼等,舞蹈是必不可少的节目。蒙古人在举行盛大宴会时,男女都会拍着手,伴随乐器的节奏跳舞。蒙古族民间舞踏歌、倒喇、筷子舞、酒盅舞等都是娱乐性很强的集体舞。踏歌就是绕树踏歌。《蒙古秘史》说:"绕蓬松繁茂树而舞,直踏出没肋之蹊,没膝之尘矣。……在繁茂的树阴下,跳舞欢宴,把杂草踏烂,地皮也踏破了。"元大都民间和宫廷都跳踏歌舞,《南村辍耕录》说:"黄羊尾,文豹胎,玉液淋漓万寿杯。九殿高紫帐暖,踏歌声里欢如雷。"倒喇,蒙语是又歌又舞之意,《历代旧闻》说:"元有《倒喇》之戏,谓歌也,琵琶、胡琴、筝皆一人弹之,又顶瓷灯起舞。"可见"倒喇"不仅是优美动人的独舞,还有特技表演。

满族先民以游牧围猎为生,能歌善舞,歌舞呈现热烈欢快、纯朴豪爽的风格。清代称为莽式的歌舞为满族传统歌舞。每逢满族盛大宴会,男女都跳莽式舞,跳舞的时候一般都是举一袖放在额前,另一袖放在背后,两人相对而舞,盘旋作势,其中一人唱歌,众人和之"空齐"。莽式舞深受广大满族人民喜爱,《清稗类钞》云:"满人有大宴会,主家男女必更迭起舞,大率举一袖于额,反一袖于背,盘旋作势,曰莽式。中一人歌,众皆以'空齐'二字和之,谓之曰空齐,盖以此为寿也。"清乾隆年间,莽式舞发展为宫廷的庆隆舞。

满族秧歌历史悠久,独具满族民间艺术特色,表演粗犷、豪放，是民间传统群众性歌舞。秧歌是歌、舞分别表演，舞毕乃歌，歌毕乃舞。一般在正月十五元宵节表演，表演者扮演各种角色，用锣鼓伴奏，持圆木相击对舞。满族民间还流行腰铃舞，萨满祭祀常跳此舞。此外还有铜镜舞、单鼓舞、五魁舞等。

◎ 茶馆

老北京的茶馆遍及京城内外，有清茶馆、书茶馆、坤书馆、棋茶馆等。其中的书茶馆主要是听评书，消闲又娱乐，老少皆宜。书茶馆中还常演出京韵大鼓、梅花大鼓等。棋茶馆，顾名思义，下棋是主要的娱乐活动。旗人日常生活中最重要的一项，就是泡茶馆。徐珂《清稗类钞》说："京师茶馆，列长案，茶叶与水之资，须分计之。有提壶以往者，可自备茶叶，出钱买水而已。汉人少涉足，八旗人士虽官至三四品，亦侧身其间，并提鸟笼，曳长裾，就广坐，作茗憩，与圉人走卒杂坐谈话，不以为忤也。"

◎ 游艺场

民国初年，北京兴起游艺热。各家游艺场规模不同，项目众多，各有特色。北京的新世界游艺场和城南游艺园与上海的"大世界"、天津的"劝业场"号称当时中国最有影响、最具特色的四家游艺场。1918年2月11日，农历年的正月初一，新世界游艺场开业，地址在西珠市口大街中段路南、万明路与香厂路交叉路口的东北拐角处。新世界游艺场内，底层北首有天菜馆，东首有女戏场，特聘坤角数十人昼夜演唱。二层有电影场、茶楼、商场、京津杂耍场，单是京津杂

第三章 运动与养生

耍场就有文明大鼓、对口相声、文武双簧、快书、八角鼓、莲花落等演出。三层有屋顶花园、照相馆、说书场。四层主要为餐饮服务,设有咖啡馆、吉士林番菜馆、大菜雅座间等。站在新世界游艺场五层的屋顶花园,可以眺望北京美景。

城南游艺园建在永定路路南,于1919年2月1日开张,凡是新世界游艺场有的新鲜玩艺,城南游艺园也是应有尽有。二者的竞争曾经一度公开化。城南游艺园建成的保龄球场、旱冰场、露天电影场、台球房等是当时的北京之最。

◎ 天桥八大怪

历史上的天桥,是南北走向的石桥。此桥主要备"大驾由之",天子祭天、祭农神均要由此桥经过,已有七百余年的历史。

老北京的天桥店铺林立,诸如膏药铺、饭馆、茶馆、戏馆、杂货铺、命相馆、照相馆、估衣铺等。清震钧《天咫偶闻》有记载:"天桥南北,地最宏敞。贾人趁墟之货,每日云集。"

在天桥不仅可以听书看戏,还可以看杂耍,比如摔跤、变戏法、踩高跷、耍刀叉、抖空竹、耍花坛、耍中幡、耍猴等,此外还有"丹田吸碗"、"金钟罩铁布衫"等绝活表演。北京诸多民间艺术多源于天桥,曾出现过很多优秀的民间艺人。其中较有名气的是所谓天桥"八大怪"。

天桥"八大怪"因时期的不同所指亦不同。清末咸丰、同治、光绪年间的"八大怪"有:穷不怕、处妙高、百鸟

小贴士

19世纪30年代初的《北平日报》发表了一篇关于天桥调查的文章,对天桥的概况作了介绍:占地24亩。共有各行各业的店铺和摊贩773户,其中正式领有牌照者334户,大小戏园9个,坤书馆7个。临时设摊439户,游艺杂技摊62个。

小贴士

天桥杂咏
咏盆秃子

清·杨曼卿

曾见当年盆秃子，
盆儿敲得韵铮铮，
而今市井会新调，
岂识秦人善此声？
击缶唱歌形似丐，
斯人今已不堪论。
笑他俗子无知识，
妄拟庄周浪敲盆。

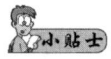

小贴士

天桥曲

易顺鼎

垂柳腰枝全似女，
斜阳颜色好于花。
酒旗戏鼓天桥市，
多少游人不忆家。

张、丑孙子、盆秃子等。穷不怕以表演相声为主；处妙高善唱山西民歌；百鸟张的绝活是学鸟叫；丑孙子也是说相声的，以扮相怪异著名；盆秃子敲着瓦盆唱小曲儿。民国初期的天桥"八大怪"有：云里飞（滑稽二黄艺人）、大狗熊、曹麻子（善说数来宝）、大金牙（拉洋片艺人）、大兵黄、志真和尚、程傻子等。解放前有张狗子、赛活驴（杂技艺人）、架冬瓜（善于表演滑稽大鼓）、小金牙（拉洋片艺人）等。著名评剧艺术家新凤霞、相声大师侯宝林、京剧名伶孟小冬等都在天桥演出过。

后人有诗赞曰："善撒白字穷不怕，滑稽皮簧云里飞。万人何迷一条腿，志贞和尚八大锤。赵瘸杠上轻如燕，狗熊会将罐壶吹。醋溺相声讲对口，傻子王腕保臂挥。"天桥集游览、娱乐、购物于一体，是贫苦大众的娱乐场地。林语堂说："北京城的娱乐形式种类繁多，数不胜数。最简单的消遣形式是在茶馆或小酒店坐上一两个小时，用不了几个钱，谈天说地，怡然自得。出名的娱乐场所多的是，如前门外的天桥，歌曲、音乐、女人、拳术与杂技，应有尽有。"

第四章

节令民俗与养生

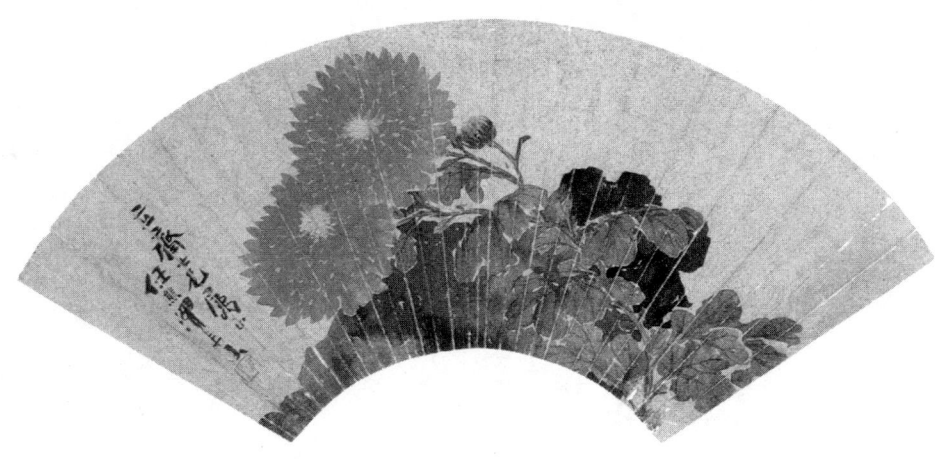

顺时养生是中国传统养生的重要特点。在中国传统节令中，节日往往有着不同的含义与内容，相应地，人们会以一系列独特的娱乐活动庆祝节日。北京地区的不少节令民俗活动都具有丰富的养生内涵和鲜明的养生特点。如灶王节祭灶、春节守岁等，蕴含着恬淡和愉的养生之道；清明踏青、重阳登高等，也蕴涵了运动健身的养形之道；此外，很多民俗节令还体现着利益众生的养心之道、顺应四时的起居之道等。

第四章　节令民俗与养生

北京节令民俗养生特点

北京节令民俗有鲜明的地域性、时代性和传承性，同时也具有丰富的养生内涵和鲜明的养生特点。

◎ 恬淡和愉的养神之道

北京地区的不少节令民俗活动都蕴涵着恬淡清静的养神之道。譬如，灶王节祭灶，送灶神、迎玉皇大帝；春节拜天地、祖宗，守岁；正月十九日燕九节往长春宫、白云观，宫观藏扬法事烧香；清明节扫墓祭祖；浴佛节万寿寺善男信女们烧香拜佛；中秋节祭月；寒衣节祭先上坟等。这些祭祀礼拜活动，有缅怀先人、崇德报功的意义，场面庄严，必须诚意正心，涤除杂念，凝神聚气，神静淡泊，在短时间的静穆中，暗含了恬淡虚无、精神内守的养神功效。

◎ 运动健身的养形之道

在民间节令习俗中，春节、清明节、端午节和重阳节都有一些体育运动。如清明节踏青、荡秋千、蹴鞠、打马球、放风筝等，重阳节登高。

节令民俗中很重要的内容就是逛庙会。北京地区影响较大的庙会有都城隍庙会、天桥庙会、药王庙会、厂甸庙会、白云观庙会、东西寺庙会等。仅正月所开庙会就有东岳庙庙会、大钟寺庙会、白云观庙会、厂甸庙会、城隍庙会、关帝庙庙会等。逛庙会重在"逛"，也就是户外活动筋骨，呼吸新鲜空气，涤荡脏腑浊气，怡情养智，对防病健身很有好处。

◎ 利益众生的养心之道

佛教利益众生的行为也体现在节令民俗中。浴佛节，北京的各个寺院会对路人施以茶水和盐豆等。清代，每逢腊八节，雍和宫用大锅熬粥供佛，对民众进行施粥活动。每年的正月十九观音诞辰日、六月十九登莲台、九月十九传道妙、中元节之盂兰盆会，京城内外观音庙会、白衣庵、紫竹院等庙宇都举办诵经聚会，香火很盛。节令中举办各种佛事活动，民众虔诚礼佛，有净化人心、导人向善的养生功效。

◎ 顺四时适寒暑的起居之道

北京人讲究饮食顺应春生、夏长、秋收、冬藏的四时时令特点。在居住环境方面，老北京人很重视个人和环境卫生。除了日常洒扫庭除和个人清洁外，每年的六月六日天贶节，都要晒衣、晒书。清代端午节，用菖蒲艾叶煮水沐浴。三伏天，用马齿苋煎水洗澡，能够清热解毒，消暑气等。

春节

春节是我国民间最隆重、最热闹的传统节日，俗称"过年"。广义的春节是指从腊月初八的腊祭一直到正月十五，狭义的春节是指农历正月初一。

春节起源于殷商时期年头岁尾的祭神祭祖活动。老北京

第四章　节令民俗与养生
Jie ling min su yu yang sheng

的春节年俗活动丰富多彩，从腊八开始就忙活过年的事情。老北京有一首民间歌谣："孩子孩子你别馋，过了腊八就是年；腊八粥喝几天，哩哩啦啦二十三；二十三，糖瓜儿粘；二十四，扫房日；二十五，炸豆腐；二十六，炖羊肉；二十七，杀只鸡；二十八，把面发；二十九，蒸馒头；三十晚上熬一宿；大年初一扭一扭。"形象描述了北京腊月里准备过年的情景。还有俗语说："糖瓜祭灶，新年来到。姑娘要花，小子要炮。"民间照样祭灶王爷，腊月间打扫庭院，忙着置办年货，贴新春联，除夕守岁，逛庙会，元宵观灯等。

◎ 腊八节

农历十二月初八，谓之腊八。腊八节渊源于上古时代的蜡祭。在商代，人们每年举行春、夏、秋、冬四次大祀，祭祀祖先和天地神灵。其中冬祀规模最大、最隆重，称为"蜡祭"。《礼记·郊特牲》记载："蜡也者，索也。岁十二月，合聚万物而索飨之也。"也有"天子大蜡八"的记载。后来"蜡祭"逐渐发展成祭祀祖宗为主，称为"腊祭"。《风俗通》说："夏曰嘉平，殷曰清祀，周曰大蜡，汉改曰腊。腊者，猎也，田猎取兽祭先祖也。"腊月初八后来便成为民间的风俗节日。

佛教传入我国后，又有了十二月初八是佛祖释迦牟

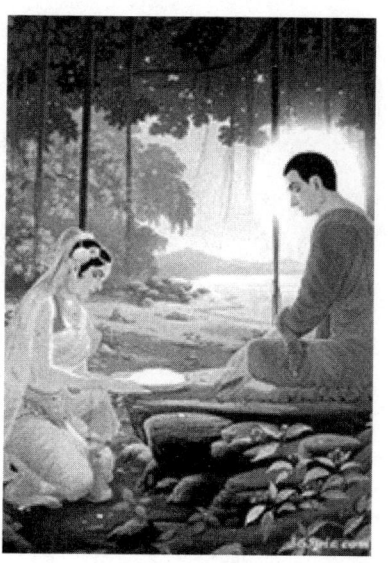

牧羊女供奉佛陀

小贴士

释迦牟尼成佛以前，曾苦修多年，形消骨瘦。此时遇见一位牧女，送给他一碗粥充饥。他说："我为成熟一切众生，故食此食。"食粥以后，"身体光锐，气力充足，堪受菩提"。于腊月八日在佛陀伽耶菩提树下悟道成佛。为纪念此事，佛教徒便以米加果物煮粥，届时供佛，称为腊八粥。

尼成道日的传说故事。《辞海》"腊八粥"条云:"十二月初八日为释迦牟尼佛成道日,故寺院取香谷及果实等造粥以供佛。后亦通行于民间。"腊八粥因此又叫"佛粥"。南宋陆游诗云:"今朝佛粥更相馈,反觉江村节物新。"

北京过年,一般是从腊月初八开始,"腊八"是春节的序曲。老北京人谓"腊七、腊八儿,冻死寒鸦儿",是说进入大寒,天气已冷到极点。腊月初七,老北京人用钢盆舀水结冰,据说吃了这一天的冰一年都不会肚子疼。腊月初八,家家熬腊八粥,并互相馈赠。

《析津志》记载:"是月八日,禅家谓之腊八日。煮红糟粥,以供佛饭僧。都中官员、士庶作朱砂粥。"红糟粥和朱砂粥都是药粥。红糟又称红米,煮粥食之具有暖胃消食之功效。朱砂能宁心安神、清热解毒,朱砂煮粥具有健脾宁心的功效。《神农本草经》将朱砂列入上品药中第一味药,名"丹砂",认为其能"养精神,安魂魄,益气,明目,杀精魅、邪恶鬼"。但是食用朱砂过量会导致汞中毒,因此不宜久服、多服。

清代,腊八节那天,雍和宫用大锅煮腊八粥供佛,并馈赠参加盛会的民众。《燕京岁时记》记载:"雍和宫喇嘛初八日夜内熬粥供佛,特派大臣监视,以昭诚敬。其粥锅之大,可容数石米。"

老北京人年年腊月初八吃腊八粥,还互相馈赠亲友。《宛署杂记》云:"十二月造腊八粥,宛俗以十二月初八为腊八,杂五谷米并诸果,煮为粥,相馈遗。"

亲友邻里馈送腊八粥的同时,还附带送刚入冬时渍腌的"渍白菜"。《燕京岁时记》载:"大白菜者,乃盐腌白菜也。

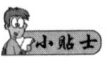

腊八粥

一阳初复中大吕,
谷粟为粥和豆煮。
应节献佛矢心虔,
默祝金光济众普。
盈几馨香细细浮,
堆盘果蔬纷纷聚。
共赏佳品达妙门,
妙门色相传莲炬。
童稚饱腹庆升平,
还向街头击腊鼓。

第四章 节令民俗与养生

凡送粥之家,必以此为副。菜之美恶,可卜其家之盛衰。"北京人腌渍白菜已成风俗,俗称"渍酸菜"。

老舍《北京的春节》一文说:"腊八这天还要泡腊八蒜。把蒜瓣在这天放在高醋里,封起来,为过年吃饺子用。到年底,蒜泡得色如翡翠,而醋也有了些辣味,色味双美,使人要多吃几个饺子。"北京人新年吃饺子时,腊八蒜是不可缺少的佐料,连醋带蒜装在食碟中佐餐,蒜绿醋香。

◎ 灶王节

北京俗曲《门神灶》唱道:"年年有个家家忙,二十三日祭灶王。当中摆上一桌供,两边配上两碟糖。黑土干草一碗水,炉内焚上一股香。当家的过来忙祝赞,赞祝那灶王爷降了吉祥。"腊月二十三或二十四为灶王节,又名祭灶、送灶、辞灶等。《礼记·月令》曰:"其帝炎帝,其神祝融……其祀灶。"灶王,亦称灶君、东厨司命。

明代灶王节有送灶神(祭灶)、迎玉皇大帝、扫除等风俗。《宛署杂记》记载:"坊民刻马形印之为灶马,每年十二月二十四日,农民鬻以焚之灶前,谓送灶君上天。别具小糖饼,奉灶君。具黑豆寸草宛许为养马具,群一家少长罗拜,即嘱之曰:辛甘臭辣,灶君莫言。至次年初一日,则又具如前,谓为迎新灶。"

京谚有"腊月二十四扫房子"、"有钱没钱,洗洗过年"之说。老北京人一般在腊月二十四进行冬季大扫除,叫"扫房"。春节前扫房之俗相沿已久,据说尧舜时已有,实际就是年底卫生大扫除。民间认为鬼神到了腊月或上天或入地,一旦他们离开人间,百姓就可以彻底打扫环境和个人卫生。

扫除的范围包括洒扫庭除室内、拆洗被褥窗帘、清洗各种器具、居室消毒等。《帝京岁时纪胜》记载："岁暮炉内焚松枝、柏叶、南苍术、吉祥丹。"实际是对居室进行消毒。《本草纲目》记载："（苍术）能除恶气，弭灾疹。故今病疫及岁旦，人家往往烧苍术以辟邪气。"

北京还有"二十七，洗疚疾"、"二十八，洗邋遢"之说。人们常在腊月二十七、二十八这两天洗澡，除去一年的晦气，准备迎接新年的来临。《帝京岁时纪胜》云："岁暮斋沐，多于廿七八日。"

岁暮，京师还流行一习俗就是把一年家中剩下的药饵扔掉，焚烧所收集的药方。《帝京岁时纪胜》说："岁暮，将一年食余药饵，抛弃门外，并将所集药方，拣而焚之，名丢百病。"人们企盼新的一年身体健康，无病无灾，所以将旧年所剩之药甚至药方都要焚烧。

◎ 除夕和元旦

腊月三十除夕夜，也称团圆夜。除夕守岁是最重要的年俗活动。十二月三十日晚，坐至夜分，谓之"守岁"。除夕之夜，全家团聚一起，吃完年夜饭，点起蜡烛或油灯，围炉夜话，等着辞旧迎新的时刻，甚至通宵守夜，象征着把一切瘟邪疫病都赶跑，期待来年平安吉祥。

元旦又称元日、元辰、元正，元即"初"、"始"之意，旦即"日子"，元旦合称即是"初始的日子"，也就是一年的第一天——正月初一。现今所说的"元旦"，是采用公元纪年法所指的阳历1月1日。

元旦，家设香烛、酒果拜天地、祖宗，守岁、拜年、贴

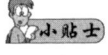

拜年

清·范来宗

走贺纷阗岁龠更，
素未识面也关情。
添丁夸列怀中刺，
过午飞留簿上名。
羽士禅师同逐逐，
东家西舍尽盈盈。
春明旧梦还能记，
驰遍轮蹄内外城。

第四章 节令民俗与养生

春联等，都是民间特定的礼仪风尚活动。《宛署杂记》云："岁时元旦拜年：晨起当家者，率妻孥，罗拜天地，拜祖祢，作匾食，奉长上为寿。"新年中，人们走出家门，"道逢新友，即于街上叩头，戴闹嚷嚷。"《酌中志》记载："三十日岁暮，即互相拜祝，名曰'辞旧岁'也。大饮大嚼，鼓乐喧阗为庆贺焉。门旁置桃符板、将军炭，贴门神。室内悬挂福神、鬼判、钟馗等画。床上悬挂金银八宝、西番经轮，或编结黄钱如龙状。"

北京人除夕还有一种叫做"踩祟"的活动，认为可以"驱除邪祟"。刘叶秋说："除夕之夜，把许多干芝麻秸，一根一根地扔在院子里，分布均匀，四隅皆满。元旦早晨起来出房门，一下台阶，走入院内，就把芝麻秸踩得嘎嘎作响。大家你来我往，直到芝麻秸全被踩碎，才算完成了'踩祟'的'仪注'。'碎'与'祟'同音，取一年开始驱除邪祟之义，大约和古时在门口立桃符、挂松柏枝的用意相同。"

北京人除夕和正月初一都要吃饺子，象征团聚合欢，取其"更岁交子之义"。除夕之夜的饺子一般用肉馅，也有以肉、菜混合为馅的。饺子营养丰富，饺子皮用面粉做，是人体热量的主要来源。饺子中的肉馅富含蛋白质，其中猪肉性微寒，有滋腻之性；牛肉性甘温，能补脾胃、安中益气。蔬菜中则含有丰富的维生素、纤维素、微量元素等。有的还把饺子包成元宝形，在饺子中放糖、铜钱、花生、枣、栗子等。认为吃到糖的，生活甜蜜；吃到铜钱来年定会财源丰盛；吃到花生来年定会长寿，因花生又叫长生果；吃到枣和栗子当然是希望早生贵子了。除夕之夜老北京人家中还备"芥末墩儿"、"腊八蒜"，是用来佐酒和开胃的凉菜。节日中

> **小贴士**
>
> "守岁"的由来：相传远古时期，有一种凶猛的动物叫做"年"，每隔365天就会窜到人群聚居的地方伤人，一般是在天黑以后，等到鸡鸣破晓，又返回山林中去。民间就把这一夜称作"年关"，并且想出了一整套过年关的办法，认为通过燃放鞭炮可以驱赶"年"。同时置办丰盛的晚餐，吃饭前先供祭祖先，祈求祖先庇佑子孙平安度过这一夜。吃过晚饭后，谁都不敢睡觉，全家老小熬夜守岁。守岁象征着把一切邪瘟病疫赶跑驱走，期待着新的一年吉祥如意。

人们往往食用油腻食品多，易于"生火"、"生痰"，这些凉菜正可清火祛痰。

◎ 立春日

立春是二十四节气之首，立春日"贺春"、"拜春"是相沿已久的习俗。这一天，北京人照例吃春饼，名曰"咬春"。《燕京岁时记》说："是日富家多食春饼，妇女等多买萝卜而食之，曰'咬春'，谓可以却春困也。"《帝京岁时纪胜》记载："（春盘中有）生菜、青韭芽、羊角葱，冲和合菜皮，兼生食水红萝卜，名曰'咬春'。"春饼多以辛味食物杂合做成。《本草纲目》云："五辛菜，乃元日立春，以葱、蒜、韭、蓼蒿、芥等辛嫩之菜，杂和食之，取迎新（辛）之意，谓之五辛盘。……岁朝食之，助发五脏气。常食温中，去恶气，消食下气。"说明吃春饼有利身体健康。吃春饼的时候全家围坐一起，把烙好的春饼放在蒸锅里，随吃随拿，从头吃到尾，取吉利之意。明清二朝，随着烹饪技术的发展和提高，春饼制作成了小巧玲珑的春卷，不仅是民间的食品，而且成为宫廷糕点之一，据说乾隆皇帝就很喜欢吃春卷。

元明清时期北京春节期间放烟花习俗很盛。《宛署杂记》记载："用生铁粉杂硝、磺、灰等为玩具，其名不一，有声者，曰响炮；高起者，曰起头；起火中带炮连声者，曰三级浪；不响不起，旋绕地上者，曰地老鼠。筑打有虚实，分两有多寡，因而有花草人物等形者，曰花儿。名几百种，其别以泥函者，曰砂锅儿。以纸函者，曰花筒。以筐函者，曰花盆。总之曰烟火云"。这项活动一般会持续一夜，"勋戚家有集百巧为一架，分四门次第传爇，通宵不尽，一赏而数百金者"。

第四章　节令民俗与养生

◎ 元宵节

元宵节，又名上元节、元夕节。京师宫廷和民间都流行观灯。西汉武帝时期司马迁创建"太初历"时，就将元宵节定为节日。

元宵节赏灯始于东汉明帝时期，汉明帝提倡佛教，佛教有正月十五日僧人观佛舍利、点灯敬佛的做法，明帝就命正月十五日夜在皇宫和寺庙里点灯敬佛，令百姓都挂灯。此后这种佛教礼仪节日逐渐演变成民间盛大的节日。灯市一般从正月初八起，一直持续到正月十八。灯市白天出售各种灯、珠宝玉器和日常用品，应有尽有。夜间张灯结彩，人们出门游玩、赏灯，尤其以正月元宵节的灯市最为壮观。明代北京灯市在东华门王府井东，崇文西街。《帝京景物略》记载灯市之上，人们可见"向夕而张灯，乐作，烟火施放。于斯时也，丝竹肉声，不辨拍煞，光影五色，照人无妍媸，烟胃尘笼，月不得明，露不得下"。

至明代，北京制灯工艺已达到很高的水平，《宛署杂记》说："灯之名不一，价有至千金者，是时四方商贾辐辏，技艺毕陈，珠石奇巧，罗绮毕具，一切夷夏古今异物毕至。"

明、清两代，元宵节盛行妇女们"走桥、摸钉"的风俗。每年正月十六日晚上，妇女们都罩上白色的绫衫，谓之"夜光大"。成群结队，手挽手、肩并肩地出游。由走在最前面的一人举香开道，谓之"辟人香"；其他妇女随后而行，谓之"走百病"，认为所有灾病、晦气都会走散。她们或走过城墙，认为可以将灾厄、晦气抛于城外；或经过桥梁，过

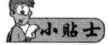

都城元夕

明·刘侃

一夕春从天上回，
六街火树彻明开。
叮咛莫似吹芦管，
终报梅开又落梅。

桥即是过河，河有河神，一走过桥去，河神就会把灾厄病痛留在了桥的那边，随水而逝了。"事不过三"，故走过三桥，疾病、灾厄、晦气就会统统消散殆尽，所以又叫"走三桥"或"转三桥"。旧时妇女多居深闺，能够在元宵时节结伴出游，也是一种身心的放松。《宛署杂记》记载："正月十六夜，妇女群游祈免灾咎，前令人持一香辟人，名曰'走百病'。凡有桥之所，三五相率一过，取度厄之意。或云终岁令无百病，暗中举手摸城门钉一，摸中者，以为吉兆。是夜弛禁夜，正阳门、崇文门、宣武门俱不闭，任民往来。厂卫校尉巡守达旦。"

在《顺义县志》中也有记载老北京元宵节张灯、观灯、走桥的习俗。"元宵，张灯。十四夜为'试灯'，十五夜为'正灯'，十六夜为'残灯'，点放花炮，昼夜欢呼。童子以彩绳跳百索。男女各盛服游街，谓之'定百病'，俗云'走桥儿'。城门夜分乃闭，巡敬者不禁。是日，创元宵果相馈。"

"打鬼"、"跳百索"是农历正月十六孩子们玩的一种游戏。《宛署杂记》记载："小儿多群集市中为戏。首以一人为鬼，系绳其腰，群儿共牵之，相去丈余，轮次跃而前，急击一拳以去，名曰打鬼。"游戏中，一旦被"鬼"捉住，就要替换。玩得不好的，"久系而不得代者"。人们"以此占儿轻佻，盖习武之意"。说明这种游戏含有强身健体之意。跳百索是跳绳的一种。《宛署杂记》记载："十六日，儿以一绳长丈许，两儿对牵，飞摆不定，令难凝视，似乎百索，其实一也。群儿乘其动时，轮跳其上，以能过者为胜，否则为索所绊，听掌绳者绳击为罚。"跳百索也是老少皆宜的运动。

第四章　节令民俗与养生

元宵节的节令食品是吃汤圆。北京人也把汤圆叫做"元宵",因为汤圆是元宵节必须吃的食品。北京做元宵,先把糖熬稀,加玫瑰、山楂、核桃仁、芝麻、瓜子仁、青红丝等和在一起,或团成龙眼大的小团,或切成小方块,冷却待用。用大柳条筐箩,放上干糯米面,把糖块似的馅倒入面中,一边洒水,一边滚,使糯米面在糖块上滚满。也有人做汤圆不用馅,叫做"实心汤圆"。

春节时的热闹劲儿,梁实秋《北平年景》做了详实的描绘:"过年则几乎家家开赌,推牌九、状元红、呼幺喝六,老少咸宜。赌禁的开放可以延长到元宵,这是惟一的家庭娱乐。孩子们玩花炮是没有腻的。九隆斋的大花盒,七层的九层的,花样翻新,直把孩子看得瞪眼咋舌。冲天炮、二踢脚、太平花、飞天七响、炮打襄阳,还有我们自以为值得骄傲的可与火箭媲美的'旗火',从除夕到天亮彻夜不绝。……厂甸挤得水泄不通……火神庙里的古玩玉器摊,土地祠里的书摊画棚,看热闹的多,买东西的少。赶着天晴雪霁,满街泥泞,凉风一吹,又滴水成冰,人们在冰雪中打滚,甘之如饴。……此外如财神庙、白云观、雍和宫,都是人挤人、人看人的局面,去一趟把鼻子耳朵冻得通红。新年狂欢拖到十五。"

春节贺年、拜年、贴春联;元宵节观灯、赏灯、放烟花,一派喜庆祥和的气氛。除夕守岁,吃团圆饭,象征团聚合欢。良好的家庭氛围,喜悦的节日气氛,都有助于保持乐观的心情。《素问·举痛论》曰:"喜则气和志达,荣卫通利。"和愉、乐观的情志状态,有益身心健康。

◎ 正月禁忌

为图新的一年平安健康,正月有很多禁忌。例如,元旦不吃米饭,只是蒸食糕点,认为这样可以一年平平顺顺,没有口角之争。明代京师流行一习俗:元旦五更不能在床上打喷嚏,否则今年会生病。正月初七谓之人日,如果这一天天气晴朗,出门也很顺当,那么这一年家中人口就很平安。《燕京岁时记》说:"(人日)是日天气清明者则人生繁衍。按东方朔占书:岁后八日,一日鸡,二日犬,三日豕,四日羊,五日牛,六日马,七日人,八日谷。其日清明,则所生之物育,阴则灾。"正月不能迁居他所,不能糊窗户,这样可以叫做"善正月"。

正月里要处处说吉庆话,不能说不好听的话,不能发生口角,不能哭,不要说"病"、"死"等不吉利的字眼。正月里即使有病,能不吃药的也尽量不要吃药,以求一年都无病无灾,平安吉利。邓云乡《燕京乡土记》说:"比如小孩跌了一跤,也要说句吉庆话,叫做'跌跌碰碰,没灾没病'。"

燕九节

正月十九日,老北京人称"燕九"、"宴邱"、"燕邱"等,相传是丘处机成道飞升之日。据说,元某年正月十九日,丘处机在白云观飞升,都人倾城校观。后世人们以此日为"燕九节"。传说,正月十八晚,丘处机或化身为士族、官吏,或装扮成游人、妇女,重返故居。谁有运气碰到这位道教神仙,谁就能祛

小贴士

燕九节枝词

正月十五燕九节,
神仙肯授长生诀;
只今留得白云观,
峭寒遍地霜花结。

病延年。《析津志》言："至十九日，都城人谓之燕九节，倾城士女曳竹杖，俱往南城长春宫、白云观，宫观葳扬法事烧香，纵情宴玩以为盛节，犹有昔日风纪。"《宛署杂记》记载："士女往观……是日天下伎巧毕集，走马射箭，观者应给不暇。"至迟在明代，燕九节已经成为老北京人聚众玩乐、观看体育表演的重大节日。

龙头节

农历二月二日是龙头节，又称"春龙节"。民间传说每逢农历二月初二是天上主管云雨的龙王抬头的日子，从此以后雨水就会逐渐增多。这一天，宫廷民间祭祀太阳神和土地神，还有吃供太阳糕、煎饼和熏虫的习俗。

二月二日用灰撒地，从门外一直到住宅和厨房，再围绕水缸一周，谓之"引龙回"。黍面枣糕麦米等物，用油煎之，熏床炕，叫"熏虫儿"。《帝京景物略》说："二月二日曰'龙抬头'，煎元旦祭余饼，熏床炕，曰'熏虫儿'。谓引龙，虫不出也。燕少蜈蚣而蝎，其为毒倍焉。少蚊而蝇，其为扰倍焉。蚤虱之属，臭虫又倍焉。所苦尤在编户，虽预熏之，实未之有除也。"

二月二属惊蛰，雨水开始增多，农事即将开始各种虫子也开始复活。《淮南子》把生物分成毛虫、羽虫、介虫、鳞虫和人五大类。龙是鳞虫之长，为百虫之精；龙来了，百虫就躲起来。老北京人二月二日早晨起床前，须在床上念："二月二，龙抬头，龙不抬头我抬头。"还要提着灯笼照房梁念："二月二，照房梁，蝎子蜈蚣无处藏。"认为可以驱赶蝎子蜈蚣。《通县志要》

还记载二月二日早起,不生头痛症;打扫房屋,可以避免夏季虫蝎的侵扰。龙抬头节是希望借助龙的威力制服百虫,虫不出,则有利于人畜健康,同时也希望这一年风调雨顺。

三月三

农历三月的第一个巳日,称作"上巳日",也叫"三月三"。三月三,正是春光明媚的大好时节,外出郊游的人也很多。这一天,老北京人如果有生病的,需要用长流水洗濯,认为可以使人康复。

北京习俗,农历三月三要吃豌豆黄。豌豆黄是名小吃,每到春季豌豆黄就上市,一直供应到春末。豌豆黄的制作在《清稗类钞》中有记载:"以豌豆研泥,间以枣肉,曰豌豆黄。"豌豆黄颜色橙黄,嵌上红枣,好看也好吃。《燕都小食品杂咏》说:"从来食物属燕京,豌豆黄儿久著名。红枣都嵌金屑里,十文一块买黄琼。"中医认为豌豆味甘,性平,有理中益气、和五脏、止泻的功效,常食豌豆可以增进食欲。

清明节

清明节是节气兼节日的一个民俗大节,"清明谷雨两相连,浸种耕田莫拖延"、"清明前后种瓜点豆",其时正是春耕播种的季节,也是养生的大好时节。

清明节有祭祖扫墓和踏青插柳的习俗。人们纷纷前往郊

小贴士

古代有寒食节,在清明前一天或两天。寒食节的主要习俗是禁火,所以人们只能吃备好的熟食、冷食。

寒食节源于古代的钻木、求新火之制。古人因季节不同,用不同的树钻木取火,随季节改火。每改一次火,就要取新火。如果新火未到,则禁止人们生火。后来这一习俗逐渐与晋国臣子介子推联系在一起。晋公子重耳,国外流亡19年,介子推跟随重耳,立下大功。重耳返国即位,即春秋五霸之一的晋文公。介子推不愿做官,背着老母,躲进绵山。晋文公前往搜山,一无所获。于是下令放火烧山,想逼介子推出来。不料介子推和母亲却抱着一株大树,不肯出山,被活活烧死。

第四章　节令民俗与养生

外祭祖，一是缅怀先人，二则春光明媚，空气清新，可以享踏青郊游之乐。《宛署杂记》说："清明日，小民男妇盛服携盒酒祭其先墓，祭毕野坐，醉饱而归。每年是日，各门男女拥集，车马喧阗。"

每逢清明时节，家家户户都要去祭扫祖先的坟墓，除杂草，添新土，供奉食物，烧纸焚香，寄托哀思，缅怀已逝先人。清明节扫墓，烧纸钱，是古人祭祀祖先的一种普遍仪式。白居易《寒食野望吟》描述了唐代清明节哭祭烧纸钱之习俗场景："乌啼鹊噪昏乔木，清明寒食谁家哭。风吹旷野纸钱飞，古墓垒垒春草绿。棠梨花映白杨树，尽是死生别离处。冥冥重泉哭不闻，萧萧暮雨人归去。"

元大都人清明节扫墓祭祖，踏青郊游，宴饮游玩。明清时期，清明依然沿此习俗。《帝京景物略》描写了清明扫墓的情景："三月清明日，男女扫墓，担提尊榼，轿马后挂楮锭，璨璨然满道也。拜者、酹者、哭者、为墓除草添土者，焚楮锭次，以纸钱置坟头。望中无纸钱，则孤坟矣。哭罢，不归也，趋芳树，择园圃，列坐尽醉。"

中国人以清明、七月半和十月朔为三大鬼节，是百鬼出没讨索之时。受佛教文化的影响，人们认为柳可以却鬼，称之为"鬼怖木"，有辟邪之功。为防止鬼的侵扰迫害，鬼节需插柳戴柳。《帝京岁时纪胜》言："清明日摘新柳佩带，谚云：'清明不带柳，来生变黄狗。'又以柳条穿祭余蒸点，至立夏日油煎与小儿食之，谓不忤夏。"

清明节老北京人习惯去城隍庙烧香叩拜、求签还愿，北京城隍庙的香火以明清时期最盛。城隍庙里供奉"城隍爷"，城隍爷在老百姓心中的地位仅次于灶王爷、财神爷。清明时

> 晋文公下令把绵山改称介山（即山西介休县境内的介山），把介子推被烧死的那一天称为寒食节，以后每逢寒食节都要禁火，吃冷饭，以示缅怀之意。
>
> 寒食节在唐以后逐渐融合在清明节中了。

节城隍庙开放，人们前往求愿，所求亦是五花八门，例如升官发财、全家平安、有病之人企盼早日康复、为死者冥福等。

元明时，清明节也叫秋千节。清明节荡秋千的习俗相沿很久，是长期流传的一项游戏。每年春寒食、清明前后，社会上下，无不以秋千为戏，参加者以女性居多。据《析津志》记载，大都在寒食、清明前后，"上至内苑，中至宰执，下至士庶，俱立秋千，日以嬉戏为乐"。荡秋千是一项有益健康的体育活动，至今仍为广大民众所喜爱。

清明时节放风筝这一习俗也相沿很久，《帝京岁时纪胜》说："清明扫墓，倾城男女，纷出四郊，担酌挈盒，轮毂相望。各携纸鸢线轴，祭扫毕，即于坟前施放较胜。"

此外，清明节有食香椿的习俗。《帝京岁时纪胜》云："香椿芽伴面筋，嫩柳叶伴豆腐，乃寒食之佳品。"香椿素有"树上青菜"之称。中医认为，香椿味苦性寒，具有清热解毒、健胃理气、杀虫固精等功效。春天阳气向外生发，食用有生发之气的食物正与这一气机变化相合。

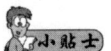

小贴士

天净沙·春

白　朴

春山暖日和风，
阑干楼阁帘栊，
杨柳秋千院中。
啼莺舞燕，
小桥流水飞红。

浴佛节

农历四月初八为浴佛节，又名佛诞节、龙华会。浴佛节是佛教的节日，每到浴佛节，北京的各个寺院就会搭上茶棚座、挂上黄布条以为标志，对路人施以茶水和盐豆等，叫做"普结良缘"。怎样结缘？《帝京景物略》的记载较为详细："（四月）八日，舍豆儿，曰'结缘'，十八日，亦舍。先是

第四章　节令民俗与养生

拈豆念佛，一豆，佛号一声，有念豆至十者。至日熟豆，人遍舍之，其人亦一念佛，啖一豆也。凡妇不见答于夫姑婉若者，婢妾摈于主及姥者，则自咎曰：'身前世不舍豆儿，不结得人缘也。'"

《燕京岁时记》记载了浴佛节万寿寺善男信女们烧香拜佛的盛况："游人甚多，绿女红男，联翩道路。柳风麦浪，涤荡襟怀，殊有天朗气清、惠风和畅之致。诚郊西之胜境也。"

中国传统养生文化非常重视养神。养神的实质即是养心。心主神明，主血脉，流行血气，血气是神的物质基础。血气充盛，才能精神内守；如果血气运行逆乱，则可致精神外越，志意恍惚。心是形之主，五脏为心所统，心安则百节皆治。《素问·灵兰秘典论》说："心者，君主之官也，神明出焉。……故主明则下安，以此养生则寿，殁世不殆，以为天下则大昌。主不明则十二官危，使道闭塞而不通，形乃大伤，以此养生则殃。"只有心脏安和，五脏协调，经络畅通，才能百病不作。佛家讲人要修善业，主张慈悲为怀。大乘佛教主张大慈大悲，自利利他，普度众生，以修心为主旨。孔子有云："仁者寿。"古人认为心起于善，善虽未为，吉神必随之。久行善事，定能增福增寿。语善言，行善事，心地善良，必然心情愉快，心胸开阔，心态平和。浴佛节这一习俗体现的正是佛教利益众生的行为，目的在于导人向善。

> **小贴士**
>
> 《日下旧闻考》云："京师僧人念佛号者，辄以豆记其数。至四月八日佛诞生之辰，煮豆微撒以盐，邀人于路请食之，以为结缘。"

立夏日

立夏多为阳历5月6日左右,代表夏天的开始,动物开始外出活动,农作物呈现蓬勃生长的势头。《礼记·月令》曰:"(立夏)蝼蝈鸣,蚯蚓出,王瓜生,苦菜秀。"《黄帝内经》说:"夏三月,此谓蕃秀,天地气交,万物华实,夜卧早起,无厌于日,使志无怒,使华英成秀,使气得泄,若所爱在外,此夏气之应,养长之道也。逆之则伤心,秋为痎疟,奉收者少,冬至重病。"意思是说,夏天的时候,阳气充足,植物繁茂,这个时候要晚一点睡、早一点起。立夏以后,天气炎热,注意养心,保持心态平和、心情愉快,不要轻易发怒。戒急戒怒,心静自然凉。

北京地区,立夏这一天还流行一些有趣的养生习俗。立夏日,北京人将煮熟的鸡蛋、鸭蛋或鹅蛋,放冷水里浸泡,用丝网袋把蛋套上,挂在孩子们的脖颈上。孩童们聚在一起进行斗蛋游戏。据说可以防瘟疫侵袭。

立夏日用五色丝线系于孩童的手腕等处,说这样能消灾祈福,以防得"疰夏病"。

为保夏天老少平安、无病无灾,老北京农村在立夏这一天,要喝立夏粥,安五脏、利健康。有一首打油诗说:"一碗立夏粥,终身不发愁;入肚安五脏,百年病全丢。"

有的地方立夏日还吃"立夏饭",用红豆、黄豆、黑豆、青豆、绿豆等拌白粳米或糯米煮成五色饭,或者用蚕豆、腊肉、糯米等煮成蚕豆饭。立夏饭以豆制品为主,民谚说:

第四章 节令民俗与养生

"每天吃豆三钱,何需服药连年。"豆类不仅营养丰富,而且还有很高的药用价值。例如红豆也叫赤豆,入心经,能除烦清热;绿豆入心、胃经,具有清热解毒消暑等养生功效。也有的地方吃"立夏狗",其实就是用糯米粉蒸熟的,只不过在蒸之前把糯米捏成了狗的形状。据说小孩吃后能够像狗一样强壮,不得疰夏病。

端午节

农历五月初五端午节,是我国的传统节日。按照地支推算,五月正是"午"月,午时为"阳辰",所以端午也叫"端阳"。

古人称五月为"恶五月"、"百毒月",认为五月时节,天气转热,各种蚊虫开始增多,疫病也易流行,这个时节就需要围绕驱邪防病开展一些民俗活动。

元代,在民间,端午节前一天,人们用艾叶做虎形,或剪彩为小虎,戴头上或悬在门上,用于驱邪。人们还用泥做小人,以艾叶为人,以蒜为拳,谓之泥大师,置于门上,以避邪。《析津志》云:"五月天都庆端午,艾叶天师符带虎,玉扇刻丝金线缕。……市中卖艾虎、泥大师、采线符袋牌等。"

明代,端午节又称女儿节、天中节,少女须佩五毒灵符,簪榴花,回娘家。《宛署杂记》中有记载:"五月女儿节,系端午索,戴艾叶、五毒灵符。宛俗自五月初一至初五日,饰小闺女,尽态极妍。出嫁女亦各归宁,因呼为女儿

小贴士

关于端午节的来源,流传最广的是纪念战国时代楚国的爱国诗人屈原。战国时代,楚秦争夺霸权,楚王很器重屈原,然而屈原的主张遭到上官大夫靳尚为首的守旧派的反对。他们不断在楚怀王的面前诋毁屈原,楚怀王渐渐疏远了屈原。有着远大抱负的屈原倍感痛心,他怀着忧郁悲愤的心情写出了《离骚》《天问》等不朽诗篇。公元前229年,秦国攻占了楚国八座城池,接着又派使臣请楚怀王去秦国议和。屈原识破了秦王的阴谋,冒死进宫陈词。楚怀王不但不听,反而将屈原逐出郢都。楚怀王如期赴会,一到秦国就被囚禁起来。楚怀王悔恨交加,忧郁成疾,三年后客死于秦国。

楚顷襄王即位不久,秦王又派兵攻打楚国,顷襄王仓惶撤离京城,秦兵攻占郢都。屈原

在流放途中，接连听到楚怀王客死和郢都攻破的噩耗后，万念俱灰，投入滚滚激流的汨罗江。当地民众哀其死，架舟营救，后来就逐渐演变成端午节龙舟竞渡的习俗。又言人们投放食品到水中祭屈原，但多为蛟龙所食，就采用楝树叶包饭，外缠彩丝的做法，这就演变成后来的粽子。

节。端午日，集五色线为索，系小儿胫。男子戴艾叶，妇女画蜈蚣、蛇、蝎子、蟾、壁虎（此处原文有脱漏，笔者加）为五毒符插钗头。"

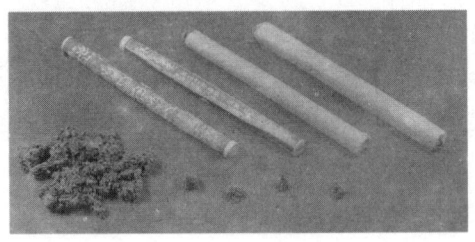

艾绒

明代端午节北京较有代表性的习尚是家家挂艾于门、用雄黄酒涂抹耳鼻以驱毒避邪，饮菖蒲酒、吃粽子等。《帝京景物略》记载："五日之午前，群入天坛，曰避毒也。过午出，走马坛之墙下。无江城系丝投角黍俗，而亦为角黍，无竞渡俗，亦竞游耍。……渍酒以菖蒲，插门以艾，涂耳鼻以雄黄，曰'避毒虫'。家各悬五毒符。簪佩各小纸符，簪或五毒，五瑞花草。项各彩系，垂金锡，若钱者，若锁者，曰'端午索'。"五毒，即蛇、蜈蚣、蝎子、蟾蜍、壁虎；五瑞，即艾、菖蒲、蒜头、百梅花、龙船花。民间认为五瑞可与五毒相克，以菖蒲渍酒饮用可以避邪恶之气。

艾、菖蒲、蒜被称为"端午三友"，秉纯阳之气而生，其味苦性辛，苦能燥湿，辛能散结，可祛阴邪毒气。艾的药用在我国至少有三千多年的历史，《孟子·离娄》中就有"七年之疾而寻三年之艾"的记载。艾味苦辛，性温，入肝、脾、肾经。古人认为艾叶芳香可驱鬼防疫，通九窍，理气血，祛寒止痛，安眠温经。菖蒲是多年生水生草本植物，其叶片含有挥发性芳香油，菖蒲入心、肝、脾经，能提神通窍、豁痰理气、健胃祛风。《本草纲目》说菖蒲"开心孔，补五脏，通九窍，明耳目，出声音。主耳聋痈疮，温肠胃，

第四章 节令民俗与养生

止小便利。久服轻身,不忘不迷惑,延年。益心智,高志不老。"古人认为端午悬挂艾、蒲能避邪杀鬼精。

"涂耳鼻以雄黄"是明代新出现的风俗,古人认为这样可以避免虫毒。民谣说:"端午节,天气热,五毒醒,不安宁。"每逢端午节,人们便将房屋打扫干净,洒上雄黄水,来杀死或防止毒虫侵害。古人对雄黄杀虫驱毒作用早有认识,《神农本草经》论述雄黄功效时说:"主寒热,鼠瘘恶疮,疽痔死肌,杀精物,恶鬼,邪气,百虫毒。"

庶民百姓过午后群入天坛避毒则是明代流行于北京的一独特习俗。据《宛署杂记》记载,明代端午节还有踏青的风俗:"端午日,士人相约携酒果游赏天坛松林、高粱桥柳林、德胜门内水关、安定门外满井,名踏青。妇女如之,比之南京雨花台更盛。"

清代端午节悬蒲插艾,中午全家饮菖蒲酒。这一天不能汲泉水,认为这样可以"避井毒"。《帝京岁时纪胜》云:"五月朔日、端阳日,俱不汲泉水,于预日争汲,偏满缸釜,谓避井毒也。"

端午节北京市场上还售卖"天师符",认为贴于家中中门之上,可以避邪恶。"天师符"是用尺长的黄纸,印上朱印,或者画上天师钟馗的像,或者画上五毒符咒的形状。每至端午节,这种"天师符"销量极好。

端午节妇女们则将红纸剪成葫芦或蛇、蝎、蜈蚣、蜘蛛、蟾蜍等图案,以白纸为衬,遍贴于室内各处,认为可以驱邪气。清代妇女们还制作"长命缕",也叫做"续命缕",用绫罗制成小虎或粽子、葫芦、樱桃、桑葚等形状,用彩线穿起来,悬于钗头,或系于小儿的背上,认为可以"避鬼及兵,令人不病瘟"。

　　樱桃、黑白桑葚是端午节的时令鲜品,相传吃了黑桑葚,夏日不误食苍蝇;吃了白桑葚不误食蛆虫。玫瑰饼、五毒饼是端午节的应时糕点。粽子是端午节的节令佳品。初一至初五日,皇帝及宫眷用膳中均有粽子,也用粽子供神祭祖。民间常吃大黄米粽,多以红枣为馅。也有无馅的粽子,只用糯米包成,小巧精致,吃的时候,可以撒上一点白糖。

　　此外,端午节还饮雄黄酒,俗语道:"饮了雄黄酒,百病都远走。"现代科学研究证明,雄黄的主要成分是硫化砷,砷是提炼砒霜的主要原料;雄黄含有较强的致癌物质,会对肝脏造成损害;雄黄还具有腐蚀作用。服用雄黄能使人中毒,所以雄黄酒是不宜直接饮用的。在古代,人们已认识到雄黄是有毒物质,一般是外用或者极少量入丸散剂内服。端午节所饮的雄黄酒是经过特殊炮制的。

　　划龙舟是端午节的传统习俗,也是一项很好的健身活动。因为北京没有大河,民间没有龙舟竞渡的风俗,而对于皇家则是例外。史料记载,乾隆初年,乾隆皇帝差不多每年端午节都陪皇太后在圆明园的"蓬岛瑶台"观龙舟竞渡。

　　《帝京岁时纪胜》还记载了当时北京五月端午节射柳的风俗:"帝京午节,极胜游览。或南顶城隍庙游回,或午后家宴毕,仍修射柳故事,于天坛长垣之下,骋骑走獬。"

天贶节

　　《道教大辞典》"天贶节"条:仪典节日。宋时以天书再降,定为天贶节。后即以这一日晾晒书画及衣服,就不会受

第四章 节令民俗与养生

虫害之灾，故又称为晒书节。

天贶节，又称六月六、虫王节等。节日活动主要有藏水、晒衣、晒书、人畜洗浴、祭祀、祈求晴天等习俗。六月已进入伏天，北京的气候也变得很热，有时下雨会很潮湿。天贶节从宫廷、佛寺、道观到民众之家，均有晒衣服、晒书籍的风俗。《帝京景物略》云："六月六日，晒銮驾，民间亦晒其衣物，老儒破书，贫女敝缊，反复勤日光，晡乃收。"《宛署杂记》："六月六日，各家取井水收藏，以造酱醋，浸瓜茄。水取五更初汲者，即久收不坏。曝所有衣服，是日朝内亦晒銮驾。"相传农历六月初六这天阳光最具消毒作用，所晒物品不会起霉，不会遭虫蛀。元代大都人多在六月六日五更时汲水存起来，民间称此日之水为"猎水"。

《燕京岁时记》曰："京师于六月六日抖晾衣服书籍，谓可不生虫蠹。"明代天贶节藏水、晒衣、人畜洗浴，是夏季的一项卫生保健活动。《万历野获编》云："至于时俗，妇女多于是日（六月六日）沐发，谓沐之则不腻不垢。至于猎犬之属，亦俾浴于河。京师象只皆用其日洗于郭外之水滨，一年惟此一度。"

> **小贴士**
>
> 《析津志》曰："（六月六日）京师中多市麻泥、科斗粉、煎茄、炒韭、煎饼。五更竞汲水，以备合酱之用，咸谓此日水与猎水相同，仍以此日晒干肉，犹猎味也。"

立秋日

立秋在阳历8月8日左右。谚语云："立秋之日凉风至""一场秋雨一场寒"，立秋以后天气逐渐转凉。俗语说"春捂秋冻"，秋天可以适当冻一冻，有利于体内阳气的收敛，增强机体御寒能力，不要急于添加厚衣服，但是老人和孩子则要注意及时添衣,以防感冒。立秋后,天气凉爽,适宜户外运动,外出郊游、登高等都是很好的锻炼方法。秋气主收,顺应天地自然之气,在精神调摄方面应该保持神志安宁,心态平和。

立秋日的到来并不意味着天气马上转凉,实际上民间还有"秋老虎"一说,这个时候应该注意防暑,养护脾胃。北京地区在立秋的前一天,准备冰瓜,蒸茄脯,煎香薷散,将上述物品陈于院中露一宿,立秋日全家食饮之,认为这样秋后则无余暑疟痢等疾病。除此之外,《帝京景物略》还记载了立秋日不饮生水的习俗,认为这样可以防生暑痱子。

> **小贴士**
>
> 香薷散出自《太平惠民和剂局方》。组方:香薷10克、厚朴5克、白扁豆5克(或加白糖适量)。功效:祛暑解表,化湿和中。适用于夏季感冒,夹暑湿证。可以代茶饮。

中秋节

古代帝王有春天祭日、秋天祭月的礼制,《周礼》中已有"中秋"一词。皓月当空,观赏祭拜,寄托情怀逐渐成为文人雅士的一种习俗,后来在民间广泛流传,形成一项传统的活动。到了唐代,中秋节成为固定的节日。明清之后,家人团聚、祈求幸福、以月寄情等构成普通民众中秋节习俗的主要形态。

关于中秋节的传说最美丽动人的无疑是嫦娥奔月。《淮南子》详细记载了嫦娥奔月的故事:"譬若羿请不死之药于西王母,姮娥窃以奔月,怅然有丧,无以续之。何则?不知不死之药所由生也。"按照《淮南子》的记载,嫦娥是因为偷吃了后羿的不死之药后飞升到了月宫。后来演绎成后羿的恶徒蓬蒙想偷吃后羿的不死药,嫦娥为了保护仙药,自己吞

第四章 节令民俗与养生
Jie ling min su yu yang sheng

了下去，最后飞升到月亮上成了月亮仙子。后羿为了纪念妻子，在香案上放上嫦娥最爱吃的蜜食鲜果，遥祭在月宫的嫦娥。百姓们亦效法后羿祭月，祈求嫦娥吉祥平安。民间演绎的嫦娥形象与月亮纯洁、静谧的美好形象相符合。

中秋节，祭月、赏月、彼此馈赠瓜果月饼是主要风俗。《宛署杂记》："八月馈月饼，士庶家俱以是月造面饼相遗，大小不等，呼为月饼。市肆至以果为馅，巧名异状，有一饼值数百钱者。"

"男不拜月，女不祭灶。"祭月由妇女主祭。直至清代，中秋仍保留了祭月的习俗。《帝京岁时纪胜》说："西郊祀月，乃国家明礼之大典也。十五日祭月，香灯品供之外，则团圆月饼也。"

祭月时所供瓜果多为西瓜、香蕉、柿子、菱角、花生、藕等时令物品。《帝京景物略》描写了京都祭月的场景："八月十五日祭月，其祭果饼必圆，分瓜必牙错瓣刻之，如莲花。纸肆市月光纸，缋满月像，趺坐莲花者，月光遍照菩萨也。花下月轮桂殿，有兔杵而人立，捣药臼中。纸小者三寸，大者丈，致工者金碧缤纷。家设月光位，于月所出方，向月供而拜，则焚月光纸，撤所供，散家之人必遍。"

中秋是万家团圆的喜庆日子。《燕京岁时记》记载："女归宁，是日必返其夫家，曰团圆节也。""八月十五日祭月，其祭果饼必圆。"祭月果饼做成圆的，取其团团圆圆的象征意义。中秋节节令饮食重在培育家庭观念。《周礼·宗伯》："以饮食之礼，亲宗族兄弟。"家和万事兴，良好的家庭氛围有利于身体健康。中秋节和谐的家庭氛围在传统节日中是非常浓厚的。

> **小贴士**
>
> 中秋赏月、祭月、拜月等习俗北京地方志中多有记载。《顺义县志》载："（八月）十五日'中秋'，陈设牲醴、瓜果以祭月，以月饼相馈遗，俗名团圆。"《通州志》载："（八月）十九日，家设瓜果祭月，以月饼相馈遗。"《房山县志》载："（八月）十五日，亲友宾主各馈月饼。是夕，家家具瓜果拜月，合家共食一大月饼，谓之'圆月'。"

至清代，月饼作为中秋食品，已经相当普及了。《燕京岁时记》谓："中秋月饼以前门致美斋者为京都第一，他处不足食也。至供月月饼到处皆有。大者尺余，上绘月宫蟾兔之形。有祭毕而食者，有留至除夕而食者，谓之团圆饼。"

中秋节民间还流行看戏。每年中秋节北京人有传统保留的节令京戏《唐王游月宫》，还有《嫦娥奔月》等，宫廷、民间都演戏。

重阳节

重阳节，即农历九月九日，九为阳数，所以称作"重阳节"。登高是重阳节的传统习俗。登高可以强健筋骨，提高心肺功能。秋高气爽，登高远眺，使人心旷神怡，于是登高也就成为一项很好的健身活动。重阳节登高不仅健身，古人认为还可以免灾避祸。此说始于东汉。根据梁代吴均《续齐谐记》的记载说，东汉时汝南人桓景随费长房游学数年，有一天，长房对桓景说："九月九日，汝家中当有灾。宜急去，令家人各作绛囊，盛茱萸，以系臂，登高饮菊花酒，此祸可除。"桓景听从费长房的建议，在九月九日的时候全家登山。傍晚回家发现家中鸡犬牛羊皆已暴死，乃悟登高可以避灾。费长房听闻后说："此可代也。"后世就流传了重阳节登高饮酒、插茱萸的习俗。除了佩戴茱萸，也有头戴菊花的。《析津志》言："九月登高簪紫菊，金莲红叶迷秋目，万乘时还劳万福。"

重阳节登高的习俗很盛行，《燕京岁时记》言："每届九

第四章 节令民俗与养生

月九日,则都人士提壶携榼,出郭登高。南则在天宁寺、陶然亭、龙爪槐等处,北则蓟门烟树、清净化城等处,远则西山八刹等处。赋诗饮酒,烤肉分糕,洵一时之快事也。"清代北京北城人多于阜成门外真觉寺五塔金刚宝座上登高,南城人多于左安门内法藏寺弥陀塔登高。

明代重阳节有插菊英、饮重阳酒、吃重阳糕、登高、赏菊等习俗。重阳酒多为菊花酒,"九月九,九重阳,菊花做酒满缸香"。菊花酒药用价值很高,具有清肝明目、疏风解热、防病除疫等养生功效。《西京杂记》说:"九月九日佩茱萸,食蓬饵,饮菊花酒,令人长寿。"

明代"重阳节"又叫"女儿节",这一天娘家请女儿归家,吃花糕。《帝京景物略》言:"父母家必迎女来食花糕,或不得迎,母则诟,女则怨诧,小妹则泣,望其姊姨,亦曰女儿节。"花糕又名重阳糕,"糕"与"高"谐音,重阳节食糕,有登高、步步升高之意,表达了人们的美好愿望。

至清代,将头上簪菊的重阳节习俗演变为把菊花枝叶贴在门窗上,认为可以"解除凶秽,以招吉祥"。节日当天除了吃重阳糕外,又增添了食螃蟹的习俗。

> **小贴士**
>
> 《帝京景物略》云:"(九月九日)面饼种枣栗其间,星星然,曰'花糕'。糕肆标纸彩旗,曰'花糕旗'。"
>
> 《帝京岁时纪胜》说:"京师重阳节花糕极胜。有油糖果炉作者,有发面垒果蒸成者,有江米黄米捣成者,皆剪五色彩旗以为标帜。市人争买,供堂,馈亲友。"
>
> 《顺天府志》谓:"九月九日,都中以面为糕馈遗,作重阳节。"

寒衣节

农历十月初一为寒衣节,又称冥阴节,其时已入孟冬,天气转寒。寒衣节这一习俗在元代就有,元人在寒衣节这一天祭祀先祖,扫除坟上之黄叶。寒衣节是三大鬼节之一,意在祭奠先人,给他们送衣服,使他们在阴间能够度过寒冷的冬季。京西有"十月一，鬼穿衣"之说，也是提醒人们冬天来了，要适应时令的变化，及时添加衣服。《析津志》言："都城自一日以后，时令谓之送寒衣节。祭先上坟，为之扫黄叶。此一月行追远之礼甚厚。虽贫富咸称家丰杀而诚敬。时思风俗，人伦之重者也。"明清时代寒衣节依然保留了祭祀先祖，送寒衣的习俗。《宛署杂记》云："坊民刻板为男女衣状，饰文五色，印以出售，农民竞以是月初一日，鬻去，焚之祖考，名曰送寒衣。"

> **小贴士**
>
> 《帝京景物略》记载："十月一日，纸肆裁纸五色，作男女衣，长尺有咫，曰寒衣。有疏印缄，识其姓字辈行，如寄书然，家家修具夜奠，呼而焚之其门，曰送寒衣。"

冬至节

冬至，即"冬月长至"的意思，在阳历12月23日左右。冬至节，又名冬节、大冬、亚岁。北半球冬至节这一天白昼最短，夜晚最长。《素问·脉要精微论》说："冬至四十五日，阳气微上，阴气微下。"冬至一阳生，冬至以后阳气渐升，养护阳气很重要。所以古代有一种功法要求冬至晚上子时不睡觉，要坐着练功，开始养护阳气。冬天主闭藏，这个时段要求早卧晚起，养护肾脏，注意保暖。

在古代冬至是重大节日，有"冬至大于年"的说法。冬至节的主要活动内容是祭天、绘制九九消寒图，百官、士庶人家相互庆贺，馈赠礼品等。

明清以来，从冬至节始，北京士宦之家有绘制"九九消寒图"，数九迎春的风俗。这项有趣的活动可以怡养性情、调畅情志、和悦精神。所谓"九九"，是指从冬至起，到春分，每九天为一"九"，历经"九九"八十一天，才能冬尽

第四章 节令民俗与养生

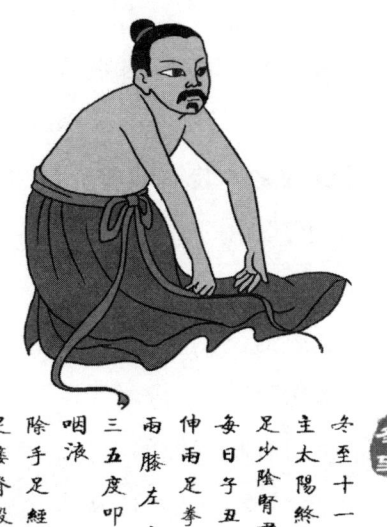

冬至坐功图

春来，因此又称"数九"。故人们要在冬至节这一天绘制"九九消寒图"。民间还有"冬至到，数九始"的谚语。

冬至节，明宫中印"九九消寒图"。《酌中志》记载："（十一月冬至节）司礼监刷印九九消寒诗图，每九诗四句，自'一九初寒才是冬'起，至'日月星辰不住忙'止，皆瞽词俚语之类，非词臣应制所作，又非御制，不知如何相传，年久遵而不敢改，可疑亦可叹也。近年多易以新式诗句之图二三种，传尚未广。"

清代绘制九九消寒图中北京比较流行的是画梅染瓣法。《帝京岁时纪胜》记载："至日数九，画素梅一枝，为瓣八十有一，日染一瓣，瓣尽而九九毕，则春深矣，曰九九消寒之图。"此外还有画圆圈法，如《燕京岁时记》谓："消寒图乃九格八十一圈。自冬至起，日涂一圈，上阴下晴，左风右雨，雪当中。"

另有一种填文字法（填影格字），《清稗类钞》记载："宣宗御制词，有'亭前磁柳珍重待春风'一句，句各九字，字各九画，其后双钩之，装潢成幅，曰'九九消寒图'，题'管城春色'四字于其端。南书房翰林曰：以阳春风雪注之，自冬至始，日填一画，凡八十一日而毕事。"此外常见的还有"春前庭柏风送香盈室"、"雁南飞柳芽茂便是春"等句，俗又称"九九消寒句"。

冬至节北京民间有吃馄饨的习俗。京师谚语说："冬至馄饨夏至面。"冬至节吃馄饨相传从宋代就开始了，冬天吃上一碗热气腾腾的馄饨可以取暖驱寒。

第五章

起居与养生

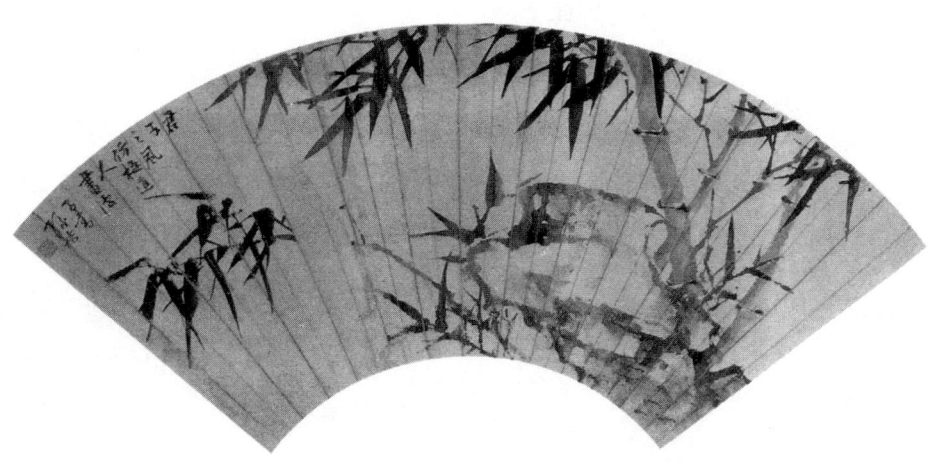

生活起居养生是指人们在日常生活起居中应当遵循的养生原则和有利于强身健体与长寿的养生方法，包括衣食住行，即居室、服饰、睡眠、沐浴、美容、旅游等。早在原始社会时期，人类在生活中就有自发的趋利避害活动。随着人类社会不断的进步，生活起居与疾病、健康的关系，生活起居中的宜与忌，以及如何在生活中进行自我调摄，日趋成为人们所关心的焦点。

第五章 起居与养生

北京起居养生特点

不同的地域环境，拥有不同的地质、物候、气候等特点，人们的生活方式、饮食习惯、居住条件等也表现出一定的地域特色，从而制约了该地域人群的行为方式、心理习惯、形体特征、生理机能的形成和发展。古人很早就认识到地理环境对人体质的影响。同时，人类又具有适应环境的能动性，居住于某一地域环境中就会形成与其生存方式相协调的自我调节机制和适应方式。

北京人在居住环境方面较能顺应天地自然之道，遵循客观规律。四合院是北京的典型建筑，暗合了"天圆地方"的哲学思想。四合院在结构布局、房屋设计等方面都很注意防寒消暑，讲究绿化等以保证身体健康。北京人根据节令气候的变化，在居住环境方面采取有效措施防暑保暖、洒扫庭除等，有利于身心健康，延年益寿。

此外，在服饰方面，除了讲究舒适、得体、美观外，还要求顺应四时寒暑的变化添加衣服，更换服饰。冬天衣料要具备保暖性，多以棉、皮毛为料。夏天要求透气性好，通风，多以麻纱为宜。

顺应自然，合适为宜：居室与养生

中国古人很看重居住环境对人体健康的影响。在居室对人体健康的影响方面，孙思邈在《千金要方》中说："衣食寝处皆适，能顺时气者，始尽养生之道。"他还在《千金要方》中说："凡人居止之室，必须周密，勿令有细隙，致有风气得入。小觉有风，勿强忍之，久坐必须急急避之，久居不觉，使人中风。古来忽得偏风，四肢不遂，或如角弓反张，或失音不语者，皆由忽此耳。"

居住环境以舒适为宜，道家认为生活起居养生也要讲究"顺应自然"。唐代的道士司马承祯在其《天隐子》中指出："何谓安处？曰非华堂、邃宇、广榻之谓也。在乎南向而坐，东首而寝，阴阳适中，明暗相半。屋无高，高则阳盛而明多；屋无卑，卑则阴盛而暗多。故明多则伤魄，暗多则伤魂，人之魂阳而魄阴，苟伤明暗则疾病生焉。"告诉人们怎样的居室才有利于身体的健康。

◎ 建筑风俗

"居"就是选择一个很好的居处，按照古人的说法，这就叫做"风水"。虽然风水里面有一些糟粕是迷信的，但是，也有些原则性的、带有一定科学成分的东西。

明人《营造门》一书记述了明代建屋风俗禁忌，其中包含很多科学成分，与养生有一定的关系。现列举如下：

第一，宅地诸说：凡住宅，左有流水谓之青龙，右有长道谓之白虎，前有污池谓之朱雀，后有丘陵谓之玄武。这是最贵之地。

凡宅宜居宫观仙居侧近之处，主益寿延龄，人安物阜。不宜居当冲口处，不宜居塔冢、寺庙、祠社、炉冶及故军营战地，不宜居草木不生处，不宜居正当流水处，不宜居山有冲射处，不宜居大城门口及狱门、百川口去处。

第二，门墙诸项：门扇高于墙壁，主多哭泣。门口水坑，家破伶仃，大树当门，主招天瘟，墙头冲门，长被人论。交路夹门，人口不存。众路相冲，家无老翁。门被水射，家散人哑，神社对门，当病时瘟。门着水井，家招邪鬼。粪屋对门，痈疖长存。水路冲门，悖逆子孙。仓口向门，家退遭瘟。巽方开门及隙穴开窗之类，立自灾害，东北开门，多招怪异。重重开门，二门莫相对。

第三，建房杂俗：起宅门，其门要刷以醇酒及散香末，礼神。房门前不宜多种芭蕉，引鬼招邪，妇人得血疾。正门前不宜种柳，大树通轩，疾病连绵。

这些房屋建筑风俗，是民众在长期起居生活中实践经验的总结，包含诸多科学成分。如《营造门》书中言的"左青龙右白虎，前朱雀后玄武"乃最贵之地。这实际上就是俗语常说的选择居住环境应该是"前有照后有靠，左青龙右白虎"。"前"就是前面，北半球的居处一般都是坐北朝南，它的前面就是南边，南边要有"照"。"照"有两个意思，第一就是指前面要有阳光照耀着自己；"照"还指前面要有水，因为水能把人照出来，所以，第二个意思就是指前面要有水。"后"就是后面，"后有靠"就是说后面要有山。但山不宜太高，以丘陵为宜。因为冬天常刮西北风，如果后面有山遮挡，就能把凛冽的寒气挡住，这是非常科学的。"左青龙右白虎"又是什么意思呢？青龙和白虎都是指小的山包。左边，也就是住房的东边；右边，也就是住房的西边，都要有小的山头，这些山头都不要高于后面的"靠"。居于这样的方位，就好像一个人坐在椅子上，后面有靠背，前面很通透，两边还有扶手。一个人生活在这儿，就会觉得是居于一个正位之上，这叫"居中而方正",同时,又有长方居奇,山环水抱之势。这不管是在科学原理上,还是人的心理上,都可以得到解释的。人如果居住在这样的位置上,心里当然是非常舒畅的了。《营造门》说:"隙穴开窗之类,立自灾害。"隙穴开窗,处风口之上,有害人体健康。中医学认为风邪是外感病的主要致病因素,风为阳邪,变化多端,穿透性强,无处不到,最易侵袭人体。"粪屋对门,痈疖长存",厕所对门,显然不卫生,也有悖常理,容易遭到疾病的侵扰。

◎ 四合院

四合院是北京民居的典型代表,整个建筑把东、西、南、北四面的房子围合在一起。正规四合院一般依东西向的胡同而坐北朝南,其形制通常是分居四面的北房(正房)、南房(倒座房)和东西厢房,在四周围以高墙,开一个门。大门都开在东南角,依据文王八卦方位图,"坎"为正北,属水,房子建在水位上,可以避开火灾;"巽"居东南,五行中属风,进出顺利,门开在这里图个吉利,故有"坎宅巽门"之说。四合院的窗户多为木制,窗户嵌在上槛及左右抱柱中间的大框子里,上扇可支起,下扇一般固定。冬季糊窗多用高丽纸,纸上有竖条格,可透亮,既可防止寒气内侵,又能保持室内光线充足。夏季糊窗用纱布,可透风透气,解除室内暑热。

正房是四合院中最重要的建筑物,多为南向,夏季可避免阳光向屋内直射,冬季可阻挡西北寒风的侵袭,还可使房屋增大接受阳光的面积。因此,这种房屋冬暖而夏凉,居住其中有利身体健康。根据传统礼法,正房一般为长辈居住。正房的左右,有耳房和小跨院,置厨房、杂屋、厕所等。

第五章　起居与养生
Qi ju yu yang sheng

老北京人说:"有钱不住东南房,冬不暖来夏不凉",东厢房坐东朝西,早晨不见太阳光,屋内光线昏暗,下午又当西晒,特别是夏天天气炎热,东厢房就最热。人们往往在门前挂苇帘、竹帘等抵挡太阳的毒晒。也有人家种植牵牛花、喇叭花等植物以遮蔽太阳。东西厢房一般是晚辈的住处。

四合院中最不宜居住的是南房,一年四季不见阳光。夏秋两季,天热多雨,热气不容易发散,屋内又潮湿,在潮湿阴暗的环境中,人们容易感到身体不适。冬季西北风往屋里灌,又特别寒冷。冬冷夏热,所以大家都不愿意住南房。

四合院讲究绿化,院中间一般为庭院,是人们家务劳动、穿行、纳凉、休息、采光、通风的场所。人们常在庭院中植树栽花种草。在正房前的绿地上,一般都植树,种枣树、石榴、海棠、丁香等,春可赏花,夏可纳凉,秋则结果。常种的花卉有水仙、菊花、牡丹、芍药、藤萝、茉莉、夹竹桃、榆叶梅等,也有人家用盆栽。盆栽花木最常见的是石榴树、夹竹桃、金桂、银桂、杜鹃、栀子等。石榴、枣树是多子多福的象征,故为北京人所青睐,成为四合院中普遍种植的果树。在院内栽植花木或陈设盆景,花木扶疏,使人顿生雅静舒适之感。人们也喜欢在四合院中养金鱼。"天棚鱼缸石榴树,先生肥狗胖丫头",是北京四合院的写照。

北京地区冬天寒冷干燥,夏季温热湿润,春秋风沙较多。建筑物夏需御暑,冬需防寒。一般人家,冬季挂有夹板的棉门帘,可以遮挡寒风侵袭,起到保暖的作用;春秋则挂有夹板的门帘,门帘装夹板,增加了重量就不会被风掀起,起到遮挡风沙的作用。夏季挂竹帘,凉快透亮而实用,《燕京乡土记》说:"北京人住家,即使是简陋的小三合院的两三间棋盘心（四周有片瓦，中间灰棚）房子，到了夏天简陋的木窗上也要糊上冷布，挂上旧竹帘子，屋中有点透明感，生点凉意。"贫苦人家则多用稻草帘或破毡帘。富商大贾的住房高大宽敞，有很宽的走廊或凸前的房檐，"檐步五举，飞椽三五举；柱高一丈，平出檐三尺，再加拽架"，这样的建筑可使房间内冬暖夏凉。入夏后，门上都挂着湘帘、竹帘，将窗户拆掉或用棍支起来，即可通气纳风又可防蚊蝇。从农历四月起要在各庭院内搭罩上用布或苇席子搭制的凉棚，凉棚可遮挡阳光对房屋庭院的暴晒，又是家人在院中纳凉、休息的好处所。冬季取暖则烧热炕。居民都睡火炕，炕前安装一个陷入地下的煤炉，炉中生火。土炕内空，火进入炕洞，炕床被烤热后，人睡在热炕上，暖意顿生。火炕的灶通常在外屋一进门的犄角处，即可烧饭，又可烧炕，所谓"锅台连着炉"。家庭主妇每天早晨起床就将炉子提至屋外（为防煤气中毒）生火，成为北京一景。

穿衣戴帽，养生为要：服饰与养生

衣食可以满足人类基本生理需要。古人云："凡人之所以生者，衣与食也。"衣着要适应四时寒暑的变化，遵循阴阳平衡的规律。夏天天气炎热，就得穿薄衣，不穿皮衣，并不是因为爱惜它。冬天气候寒冷、阴气盛，就需要加厚衣服。冬日多穿衣服保暖，夏日穿薄衣能阻隔外界的热气和防止烈日暴晒、灼伤皮肤，又能防止树枝、荆棘等刺伤皮肤和虫蛇侵扰。

第五章　起居与养生
Qi ju yu yang sheng

人们日常服饰的选用在养生方面有很大的学问。如佛家注重"禅定"、"顿悟",以静养之法为长。参禅时穿宽松的禅服就更有利于气血的流通和人体的健康。儒家养生大旨是"中和观"与"修身养性",注重在日常生活中要中和、中庸。孔子曾提出过一些良好的生活起居准则,如在《乡党篇》里提出,暑天宜穿粗或细的葛布单衣,冬天要穿皮袍,配毛垫等。可见,圣人对生活的关怀细腻而周到。

在中国,服饰不仅仅具有御寒保暖、保护身体的养生作用,更是社会礼仪的组成部分。中国自周代始,就有一套严格的冠服制度。帝王、后妃、公卿百官、黎民百姓的服饰都有严格规定。服饰遂成为区别贵贱高低的社会等级标志。

身居天子脚下的老北京人对服饰似乎更加看重,认为"身命要齐,脸目要壮",视服饰为"身命"。服饰也成为民俗文化的组成部分。北京人的服饰除了汉族服装以外,蒙古人和满族人的服饰都很有特色。

◎ 蒙古袍

蒙古族是北方游牧民族,他们的体貌特征异于汉族,南宋赵珙《蒙鞑备录》说:"大抵鞑人身不甚长,最长不过五尺二三,亦无肥厚,其面横阔而上下促,有颧骨,眼无上纹,发须绝少。"蒙古族的服饰也富有特色。

蒙古族的服饰,是适应了游牧经济所处的自然环境而产生的。蒙古高原气候寒冷,风大沙多,加之蒙古族以游牧为主,在马背上活动的时间较长,因此,其服饰必须具有很强的防寒作用,而且便于乘骑。蒙古族入主中原以后,开始制定严格的冠服制度。《元史·舆服志》明令禁止冠服不得

"尊卑混淆"，需"贵师长有章，益明国制，俭奢中节"。上自帝王后妃、文武百官，下至仪卫乐工，都有不同的服饰。

蒙古人服装，以长袍为主，称"蒙古袍"。长袍是元代蒙古人最常穿的衣服，根据四季气候选择不同衣料缝制。长袍的样式比辽制宽大。《元史·舆服志》明确规定："百官公服：公服，制以罗，大袖，盘领，俱右衽。"北方游牧民族服饰到元代始由左衽改为右衽。男子公服多从汉俗，原料一般为绫罗，大袖盘领，下长过膝，有护膝、防风的作用。官职的差异，主要通过颜色和纹样来识别。官员平常在家闲居，常穿窄袖长袍，一般的侍从仆役，则在长袍的外面，加上一件短袖衫。

蒙古人很早就开始使用棉织品、丝织品来缝制衣服，但以皮毛为原材料的袍服还是占有非常重要的地位。皮货中，以银鼠、青鼠、黑貂、青貂等的皮毛为贵。在《出使蒙古记》中，传教士威廉·鲁布鲁乞说："从契丹和东方的其他国家，并从波斯和南方的其他地区，运来的丝织品、织锦和棉织品，他们在夏季就穿用这类衣料做成的衣服。从斡罗思、摩薛勒、大不里阿耳、帕思哈图和乞儿吉思，并从在北方的降服于他们的许多其他地区，给他们送来各种珍贵毛皮，他们在冬季就穿用这些毛皮做成的衣服。在冬季，他们总是至少做两件毛皮长袍，一件毛向里，以保暖；另一件毛向外，以御风雪。后一种皮袍，通常是用狼皮或狐狸皮或猴皮做成的。当他们在帐幕里面时，他们穿另一种较为柔软的皮袍。穷人则用狗皮和山羊皮来做穿在外面的皮袍。"

在《出使蒙古记》中，传教士约翰·普兰诺·加宾尼也详细描述了他所见到的蒙古人的衣着："男人和女人的衣服是以同样的式样制成的。他们不使用短斗篷、斗篷或帽兜，而穿用粗麻布、天鹅绒或织锦制成的长袍，这种长袍两侧从上端到底部是开口的，在胸部折叠起来，在左边扣一个扣子，在右边扣三个扣子，在左边开口直至腰部。各种毛皮的外衣样式都相同；不过，在外面的外衣以毛向外，并在背后开口；在背后并有一个垂尾，下垂至膝部。已经结婚的妇女才穿一种非常宽松的长袍，在前面开口至底部。"

◎ 兀刺靴

元代蒙古人一般都要穿靴子，这是适合于狩猎游牧生活的服饰。从制作材料来看，有皮靴、毡靴，从式样来看，有长短两种样式。皮靴有马、牛、羊、鹿皮靴，鹿皮非常结实耐磨，是做皮靴的上乘材料。兀刺靴，是元代蒙古人，尤其是庶民百姓，常穿的一种皮靴，靴中充有乌拉草来增加皮靴的御寒能力。蒙古人入主中原后，汉族人也开始穿这种靴子。

◎ 兜肚

元代妇女不分贵贱均系一种兜肚，也称抹胸、裹肚。《清稗类钞》云："抹胸，胸间小衣也，一名袜腹，又名袜肚。以方尺之布为之，紧束前胸，以防风之内侵者。俗谓之兜肚。"兜肚一般用布做成，富裕人家也有用丝质料子制作。

◎ 旗袍

旗袍原来是泛指满族男女所穿的长袍。因是旗人所穿，后人故以"旗袍"呼之。"旗袍"的起源，与满族人的生活习俗和生活环境有密切关系，是满族先民为了适应在气候寒冷的地区长时间山林狩猎的客观环境而发明的一种服饰。在林海雪原策马驰骋,必须有抵挡风寒、非常保暖的服装。"袍"这种服饰上下身连成一体,不仅可以遮挡前胸后背,下面还能盖住两腿,四面开禊便于上下马匹。袍的袖一般很窄,可以套上坎肩、马褂,或者在寒冷的冬天在外面接上护手的毛皮"袖头",称做"箭袖",因其形似马蹄,故而又称为"马蹄袖"。平时可将箭袖挽起,骑射、狩猎、作战时则将其放下覆盖手背,是保护手腕的防护物,在寒冷的季节可以御寒,有些类似手套。满人在给长辈或上级官员行礼时,必须请大安,又叫做"打千儿",这时候需要把箭袖拂下,这是满人专有的礼节。

这种长筒垂直的大袿,左衽、圆领、大襟、扣袢、窄袖、束腰,左右两侧开衩,或者下摆,或者四面开禊,窄身合体,既保暖、便于骑射又方便穿脱。满人的这种服饰随着清军入关传入北京和关内各省。按照清朝政府的规定,平民和官吏的袍子开两条衩,宗室贵族穿四面开襟的长袍。这种服饰逐渐被汉族所接受,官员士绅、文人墨客穿着体面大方,农村常出门在外的人冬天穿棉袍主要是为了御寒。

◎ 马褂

马褂是满人在马上穿的短褂。在长袍的外边套上长至脐、四面开衩的短褂,可以抵御风寒。内穿长袍,外着马褂,是清代满人的礼服之一。清初,马褂主要流行于八旗军旅中。马褂中的黄马褂属帝王特赐,除因职而着黄马褂外,黄马褂一般赐给围猎得胜者和国家功臣。能够得到帝王赏赐的黄马褂是一项很高的荣誉。黄马褂是不允许平民穿戴的。

马褂后来逐渐在民间流行,在旗袍之外再套上一件马褂

> **小贴士**
> 《清史·舆服志》记载:"龙袍,色用明黄。领、袖俱石青,片金缘。绣文金龙九。列十二章,间以五色云。领前后正龙各一,左、右及交襟处行龙各一,袖端正龙各一。下幅八宝立水,襟左右开,棉、袷、纱、裘,各惟其时。"

成了百姓的习惯穿法。马褂有长袖、短袖、宽袖、窄袖、对襟、大襟等多种样式，一般长度只到脐部，袖口为平型。马褂随季节变化可以做成皮、棉、夹、单等多种样式。

马甲，又叫做坎肩、背心、紧身，实际上就是马褂的改良。马甲没有衣袖，有一字襟、对襟、大襟、琵琶襟等多种款式。北京盛行的"巴图鲁坎肩"，巴图鲁在满语中是"勇士"、"好汉"之意。这种马甲四周镶边，前面有一个整衣片，在领口下面横钉一排纽扣，左右的腋下也各有一排纽扣，用这些扣子把单独的前身系住，前身左右和领子下面一共有十三粒纽扣，所以人们又称它"十三太保"。"巴图鲁坎肩"属于马甲中的"多纽背心"款式。最初只有王公贵族和公主才能穿，到清末，普通百姓才可以随意穿这种"勇士马甲"。

满族妇女也穿坎肩，一般罩在旗袍的外面。家居和行大礼时都可以着坎肩。

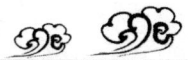

小贴士

徐珂《清稗类钞·服饰类·巴图鲁坎肩》云："各部司员见堂官往往服之，上加缨帽，南方呼为一字襟马甲，例须用皮者，衬于袍套之中。觉暖，即自探手，解上排纽扣，而令仆代解两旁纽扣，曳之而出，藉免更换之劳。后且单夹棉纱一律风行矣。其加两袖者曰鹰膀，则宜于乘马，步行者不能著也。"

◎ 红缨帽

清朝将历代的朝冠改做礼帽，称为"红缨帽"、"顶子"、"顶戴花翎"。"顶戴花翎"是清代官员官职等级的重要标志，也是权利的象征。

红缨帽是清代官员常戴之帽，一种是夏天戴的凉帽，另一种是冬天戴的暖帽。立夏前数日始戴凉帽，立冬前数日始戴暖帽。

暖帽为圆形，周围卷起约二寸宽的帽檐，帽檐向上仰。帽檐以黑色为主，可以用呢子、绸缎、绒布等材料制作，有钱人也有用貂皮、狐皮等珍贵皮毛制作的。顶上饰以"红缨子"，实际是用红色丝绦或裁过的红缎子编织成的帽纬。在礼帽顶部的中央，有一颗顶珠。按照清廷的规定，一品官员顶珠用红宝石，二品用红珊瑚，三品用蓝宝石，四品用青金石，五品用水晶，六品用砗磲，七品用素金，八品用阴纹缕花金，九品用阳纹镂花金。顶珠是区分官职高低的重要标志。雍正八年（1730年），改用颜色相同的玻璃代替宝石。顶珠下面插一根二寸长的翎管，常用白玉、翡翠、珐琅等制作，所插翎毛是孔雀翎，因为孔雀翎毛末端有一圈花斑，中央呈蓝黑色，好像一只眼睛，所以又称为"眼"。清代官员翎毛按官位高低分做四种：三眼、双眼、单眼、无眼。有眼的称做花翎，无眼的称做蓝翎。

凉帽的一种称作"苇笠"、"纬帽"，一般用藤丝、竹丝制作，外面罩罗纱，顶上同样饰以红缨、顶珠、花翎等。《清稗类钞》对凉帽还有描述："凉帽者，夏秋之礼冠也，立夏前数日戴之。无檐，形如覆釜。……一曰纬帽，初热时，用白色或湖色之罗胎者。极热时，用黄色纱胎之内有竹丝者，曰丝胎，上缀红缨，丝所织也。"

◎ 瓜皮帽

"瓜皮帽"是明清民国时的男子便帽，也叫做"六合一统帽"、"六块玉儿"、"小帽子"等。这种帽子是用六片质地相同的料子制作，明初赋予瓜皮帽"六合统一"的含义。明陆深《豫章漫抄》言："今人所戴小帽，以六瓣合缝，下缀以檐如筒。阎副闳谓予言：亦太祖所制，若曰六合一统云尔。"这种吉祥之义正好吻合统治者的心愿。清军入关以后，对这种吻合"上意"的帽子加以肯定，于是瓜皮帽便在满汉人中流行开来。"瓜皮帽"制作工艺简单，成本低廉，摘戴、携带都

小贴士

《清稗类钞·服饰类》云："暖帽者，冬春之礼冠也，立冬前数日戴之。顶为缎，上缀红色缨，丝所织也。檐以皮、绒、呢为之。初寒用呢，次寒用绒，极寒用皮。京城则初寒用绒，次寒用呢，至于皮，则贵人用貂，普通用骚鼠、海骡之属。"

很方便。当时的人认为戴瓜皮帽与长袍、马褂搭配起来很协调,结合起来穿戴,很是体面和美观,所以深受百姓的喜欢。

瓜皮帽一般以黑缎为面,以藤、竹编织成硬胎,内衬红布里子。为了可以随意折叠,方便携带,也可以不用藤、竹,而把帽子做成软胎的。夏天的瓜皮帽常以黑纱为面,藤、竹做胎,不加衬里,这样可以通风透气,戴起来非常凉爽舒适。

◎ 风帽

《清稗类钞》云:"风帽,冬日御寒之具也,亦曰风兜。"满人入关之前,冬天酷寒的天气要求他们必须有抵挡风寒的帽子,能够把耳朵、面颊和下巴捂严实。他们在数九寒天常戴的是大风帽,也称"风兜"、"风领"、"观音兜"。一般用绸子或呢料做面,质料有棉、皮的不同。棉风帽还常用细线匝上花纹,看起来比较美观,也更加坚固。风帽一般有圆顶、平顶两种,帽扇很长,后扇可以从头顶盖到后肩,左右两边的扇子能够从头顶盖到前胸,前边则要把脑门护住。这样就把脸颊、下巴、耳朵和脖子都盖严了,非常保暖。这种帽子很适合在北京使用,当凌厉的北风呼啸的时候,出门在外有一顶风帽确实是很好的装备。

◎ 耳套

北京冬季气候寒冷,时常有寒流来袭,北风骤起,故而有带耳套的习惯。其用棉或皮制作而成,也叫做"耳衣"。《清稗类钞》中有描述:"燕、赵苦寒,朔风凛冽,徒行者两耳如割,非耳衣不可耐。肆中有制成者出售,谓之耳套,盖以棉或缘以皮为之也。"

◎ 朝靴

清廷的王公大臣上朝时所穿朝靴，属于最高档次的官靴，制作考究，价格昂贵，多在内联陞鞋店订制。朝靴靴筒高至膝盖，面料多用黑色库缎，靴底前薄后厚，厚达一寸，靴子前端为方头，且微微翘起，称之"内式"，即内廷款式。早在满人未入关之前，一般旗人皆穿尖头靴，便于马上骑射，入关以后，平民仍只许穿尖头靴。朝靴改作方头靴，是沿用的明朝旧制。

◎ 乌拉鞋

满族人喜欢穿乌拉鞋，多用兽皮制作。靴内垫上乌拉草，保暖舒适，即使在冰天雪地中行走，也很暖和。鞋帮和鞋底用一整块皮子连合而成，做工很细，鞋面捏起皱纹，周围安有六个"耳子"，鞋口近脚处垫上衬布，俗称"乌拉腰子"，用细皮带或麻绳穿过"耳子"，系在腿上。冬天草原上的气候严寒无比，满人便在鞋内填满乌拉草，称为"皮乌拉"。穿上乌拉鞋在白雪皑皑的草原上长时间地狩猎、行军打仗，不会把脚冻伤，因此受到了猎人和将士的喜爱。

◎ 旗鞋

汉族妇女缠足，满族妇女却一直保持了"天足"的自然美。她们所穿的鞋子是独具民族特色的旗装高底鞋。满族先民长期在关外严寒地带生活，妇女们穿着高底鞋可以把脚垫高，防止冰冷的地面造成足部冻伤，也能保持鞋面清洁，同时穿高底鞋也可以增添女性行走时婀娜多姿之美，类似于现

第五章 起居与养生

代摩登女性的高跟鞋。旗鞋鞋底一般厚度在三到五寸之间,鞋底上宽下圆,形状有点像花盆,踩在地上落下的脚印形状类似马蹄,所以也称"花盆底"、"马蹄鞋"。鞋底一般用木材制作,高跟要用白细布完整包裹起来,镶在鞋底中间的脚心部分,不着地的地方常以刺绣或穿珠加以装饰。老年妇女为便于行走,则多穿平底鞋。

《清稗类钞》中提到:"八旗妇女皆天足,鞋之底以木为之。其法于木底之中部,即足之重心处,凿其两端,为马蹄形,故呼曰马蹄底。底之高者达二寸,普通皆寸余。其式亦不一,而着地之处则皆如马蹄也。底至坚,往往鞋已敝而底犹可再用。向以京师所制之形式为最佳,著此者以新妇及年少妇女为多。"年长的旗人妇女则"仅以平木为之,曰平底,其前端着地处稍削,以便于步履也"。

满族宫廷女鞋是一种高底鞋,俗名"登云里"。鞋底较大,一般约8厘米高,鞋底通高12厘米,木底用白布包裹,底面一般还要加一层牛皮。鞋面多用黑绒布和蓝锻,绣上云头纹,鞋尖向上弯,卷出云头,所以又称作"勾云头",蕴含了"平步青云"的意思。

◎ 内联陞布鞋

旧社会老北京人有句顺口溜:"头顶马聚源,脚踩内联陞,身穿瑞蚨祥,腰缠四大恒。"内联陞布鞋店是有名的北京老字号布鞋店,始建于清咸丰三年(1853年),是手工布鞋行业中历史久远的企业,创始人赵廷。"内"指大内宫廷,"联陞"寓意顾客穿上此店制作的朝靴,可以在朝廷官运亨通。内联陞布鞋店以制作朝靴起家,主要为清廷皇室、官员做鞋，并集王公贵族等的鞋码鞋样编成《履中备载》。

朝靴的鞋底厚达32层，黑缎鞋面色泽黑亮，久穿不起毛。内联陞制作的朝靴穿着舒适、轻巧、稳重。新中国成立以后，毛泽东、刘少奇、朱德、邓小平等国家领导人都曾经穿过内联陞的布鞋。郭沫若曾赋诗赞内联陞："凭谁踏破天险，助尔攀登高峰，志向务求克己，事成不以为功。"

内联陞经营的布鞋以其做工精细、质量上乘、保健养生、穿着舒适，深受老北京人的喜爱。

在皮鞋、运动鞋等化工材料制鞋普及的今天，虽然时髦、潇洒，却不及布鞋舒适、健康。古语云："人老脚先衰，养生先养脚。""脚健人身壮。"人的双脚分布六大经脉，连着肝、脾、肾、胃等内脏，足底有很多穴位，贯通全身血脉和经络。布鞋保暖、吸汗、透气，鞋内可以保持干燥，行走中又可通经活络。常穿布鞋，对各种脚病、颈椎及腰酸腿疼病也有防治作用。现代人追求健康、环保的养生理念，布鞋由于穿着舒适，走路轻便，逐渐受到民众的青睐，也悄悄走俏于喜爱时髦的青年人中。

◎ 瑞蚨祥绸布

瑞蚨祥创始人叫孟鸿升，山东人氏，在济南城内开设了瑞蚨号布店。后在上海、青岛、天津等地设立连锁店，逐渐扩大经营规模。孟鸿升去世后，孟雒川当了瑞蚨号的经理，将店名改为"瑞蚨祥"，以求更增一层祥瑞。清光绪十九年（1893年）以后，孟雒川正式开办瑞蚨祥绸布店。瑞蚨祥坚持"至诚至上，货真价实，言不二价，童叟无欺"的经营理念，经营的商品齐全，货真价实。主要经营绸缎、呢绒、棉布等，布料的选择考究，深受普通百姓的喜爱与信赖。

小贴士

瑞蚨祥据说是引用了"青蚨还钱"这一典故。"蚨"是传说中的一种神虫，孩子出门时，母亲把血抹在孩子身上，这样不管它飞到哪里都能回家，回到母亲的怀抱。青蚨代表古代的铜钱，取名瑞蚨祥，就是希望借祥瑞的吉祥意味，外加能带来鑫钱的青蚨，必能财源滚滚。

第六章

庙会与养生

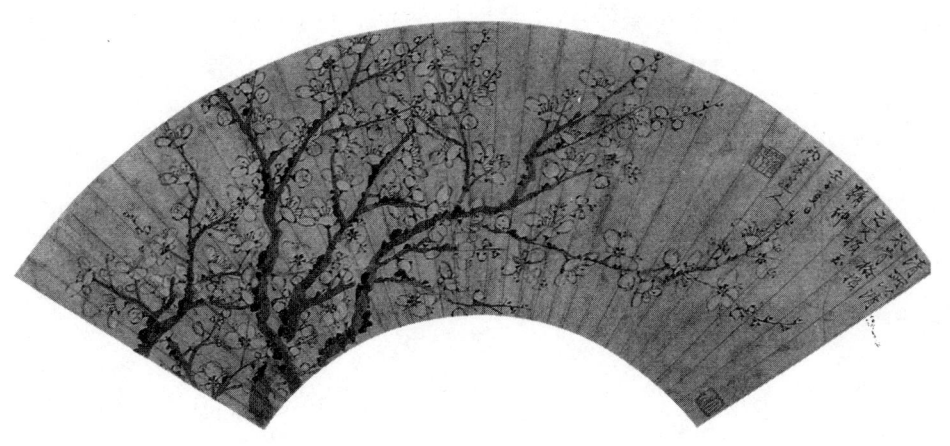

庙会是中华民俗的重要内容之一，也是我国起源最早、沿袭时间最久、覆盖人群最广泛、日常生活最常见的群体性民俗活动。由于民俗活动是社会普遍心理和历史习惯的反映，所以庙会既是我国历史传统与文化精髓的承载形式，又是中华民族价值取向的具体表现。作为历史上数朝帝都和我国首都，北京承袭历代人文精华，荟萃各地风俗，其数百年来最为流行的庙会民俗活动，必然蕴含着中华民族尊德贵生、生道合一等传统思想的价值取向，无论是斋醮祀典、驱傩祈福，还是仙佛神灵信仰和抽签许愿，都有一定的养生文化内涵和生命价值取向。透视北京庙会，我们可以发现，其中有着十分丰富的养生内容。

第六章　庙会与养生

庙会溯源及其养生功能流变

庙会是围绕着宫观寺庙所发生的群体性信仰活动，并因庙而形成的具有一定仪式内容的聚会。

庙会滥觞敬天法祖的祭祀活动。先秦时期，祭祀与战争都属于国家大事。《礼记·祭法》说："山林川谷丘陵能出云、为风雨、见怪物，皆曰神，有天下者祭百神。"早期的祭祀活动主要是沟通天人关系、敬天法祖，隆重庄严，在宗庙进行。"庙"字"从广，朝声"，《说文解字》中"庙"的原意是"尊先祖貌也"。意思是设置先祖牌位以供祭祀的建筑或葬前安置灵柩的屋宇，引申为祭祀、朝廷等意。

在古代，宗庙是国家的象征，国家政权的更迭要进行毁庙与建庙，他姓庙宇则不存。宗庙成为一国立姓的象征，因此宗庙社稷常常连在一起，庙堂就成了朝廷的代称。宋代范仲淹《岳阳楼记》就说："居庙堂之高则忧其民。"清朱骏声《说文通训定声》说："古者行礼必于庙，谋事必于庙……凡国功曰庙算、庙谟也。"可见，庙堂是祀典祭礼、谋划国家大事的庄严场所。

在古代，庙号是神庙的称号，体现了当时的宗庙制度。"宗"即"尊"，是对祖先的崇拜，而且具有血缘关系纽带的意义。宗族祠堂或"家庙"，是宗族议事、执事的重要场所，古老的宗法制度也因此形成。

先民除了祖先崇拜，还有对自然神的崇拜，"社"与"稷"就是自然神崇拜的体现。"社"是神化的自然，社神就是一个地区的土地神。《礼记·祭法》说："王为群姓立社，曰大社；王自为立社，曰王社；诸侯为百姓立社，曰国社；诸侯自为立社，曰侯社；大夫以下成群立社，曰置社。"《周礼·大祝》说："大师，宜于社，造于祖。设军社，类上帝。"可见立社制度在当时很普遍。"稷"是指谷神，因为谷物自土地而生，所以与社祭一同进行。

早期的庙会都由帝王或政府来组织实施，有集聚众人的功能，因而，一些商品贸易活动便依附宗庙产生了。如《考工记》就有记载："匠人建国……左祖右社，面朝后市。"《易经·涣卦》卦辞曰："涣：亨。王假有庙，利涉大川，利贞。"就是说借助宗庙活动，可以感召神明，取信于民，凝聚人心。

祖即宗庙，社即社稷，市乃交易的地方，可见当时庙宇与市场建设已经产生了联系。《易经·系辞》也说："日中为市，致天下之民，聚天下之货，交易而退，各得其所。"

此外，早期的庙会活动其娱乐性和实用性也很强，必须配以一定的歌舞活动才能表明致祭的诚意，如宗庙之祭的"九献之礼"，其仪程为：大宗伯主持祭礼，小宗伯和肆师辅助安排程序，接着奏《王夏》《齐夏》《肆夏》舞曲，灌匕（即以匕浇地），再演奏舞乐，唱《九德》、舞《大韶》九次，开始实行"正祭"。"正祭"有杀生荐献血腥，在《大武》乐中完成"三献"、"四献"、"五献"、"六献"，侑尸（即向主持者敬酒）之后，以酒漱口，王与王后分别用泛齐、醴齐进行"七献"、"八献"，有宾长用玉爵酌盎完成"九献。"最后，酢报祭礼的参加者，祝福众人，舞干戚，大家都有一份酒肴。《礼记·礼器》曰："三代之礼一也，民共由之，或素

第六章　庙会与养生

或青，夏造殷因。"这样看来，不仅参加的人很多，而且可以观赏舞乐，最后大家都有酒肴可享用。

早期的庙会活动有封禅、社祭和郊祀等形式，所以，早期的庙会活动不一定在祠庙进行。段玉裁《说文解字注》有记载："古者庙以祀先祖，凡神不为庙也。为神立庙者，始三代以后。"也就是说，"三代"（夏、商、周）以前的祭祀活动除了先祖祭祀在宗庙中进行，四时祭仪多在郊外举行，所以又称"郊祀"。

从有关文献记载看，早期的庙会活动已经非常普遍，《史记·封禅书》就记载：古代封泰山禅梁父者七十二家，三皇五帝及夏商周三王登泰山封土祭天，向天神、祖先报功谢恩的活动。据甲骨文考证，早在殷商时期，就出现了祈祷驱病、卜问健康及举行祭祀清除不祥之类的活动。《礼记·王制》言："有虞氏皇而祭，深衣而养老；夏后氏收而祭，燕衣而养老；殷人冔而祭，缟衣而养老；周人冕而祭，玄衣而养老。"又如《周书·金滕》记叙：武王病重，周公以己身作抵押，并埤场，筑祭坛三座，又在祭坛南方筑高台三座，然后站台上，面北，向三位先公太王、王季、文王祷告祈求，而武王的病果然痊愈。这都说明以庙会为重要活动内容的封禅等祭祀活动在远古已经具备了养生疗病功能。毫无疑问，当时的庙会活动，除了宗祀贸易，已经具备了祛病养生、娱乐和调适情志的功能。

春秋战国以后，秦始皇举行了规模宏大的封禅仪式，据《史记·封禅书》载："于是始皇遂东游海上，行礼祠名山大川及八神，求仙人羡门之属。"除了日月星辰四时八节等神灵祠庙的祭祀活动，还有社主之祠、寿星祠等的祭祀。由此看来，当时的祭祀活动已经充斥着求仙和希冀长生不老的愿望，所以庙会活动中向神灵祈求健康长寿的请愿内容也更加突出。

汉代由于佛教的传入与道教的产生，传统的庙会活动发生了根本的改变。佛道寺庙宫观与民间信仰和宗祀活动相结合，在担负宗教传播功能的同时，成为祀奉仙佛神灵的场所。当时出现了以寺庙宫观为主要场所的希冀风调雨顺的祈福庆典、坛醮斋戒、水陆道场等庙会活动，基本确立了后世庙会活动的格局。由于当时鬼神致病的思想十分流行，一些与养生疗病相关的祈祷祭祀等宗教活动在庙会中也十分常见，以致淫祀成风。

魏晋南北朝时期，玄学的兴起和佛教的发展，使得庙会活动的功能日益丰富。一些宫观寺庙选址名山，在传播教义的同时，导化黎庶向善。这使得当时心灵饱受压抑的士大夫阶层从对现实的不满与愤懑，转向了仙佛的向往与山水的游览，寺庙宫观也从正法久住的象征逐渐成为一般民众寄托精神信仰和追求心灵慰藉的家园。庙会活动已经担负起调适大众情志的养生功能。

隋唐道教的发展及禅宗思想的形成，使佛道二教在社会上的影响更加广泛，庙会活动中增加了杂戏和"行像"、舞狮等娱乐内容。符箓斋醮活动十分普遍，一些寺庙宫观还定期进行一些法事、讲经活动以教化众生，一些信徒在接受教化的同时皈依佛法或受授道箓，加入了参禅悟道的行列。因此寺庙宫观不再是单纯供奉神灵和宗教活动的场所，同时也成为世俗听闻经教、修习参学的场所，以仙佛崇拜为主体的心理治疗和养生修炼也成为庙会活动的重要内容。

第六章　庙会与养生
Miao hui yu yang sheng

两宋金元时期，民间游艺杂耍、报赛酬神和贩夫走卒的日常买卖等活动，纷纷与佛道神灵相结合，由乡村里社逐渐转移到寺庙宫观的庙会活动中进行，这大大增加了庙会的吸引力。同时由于理学的产生和内丹修炼的兴起，使诚意正心修身齐家和法天顺时保精养炼的思想在社会大众中广泛传播，进一步扩大了寺庙宫观对士民黎庶的影响和吸引力，使得道教内丹修炼成为庙会活动中大众养生祛病的主要形式。

有明一代，开国皇帝朱元璋鼓励举国皆祀，大封忠义，亲郊31次。永乐皇帝登基以后，又对武当山大肆修缮，利用宗教实施统治，尤其是大造城隍庙"使民有所惧"，使得寺庙宫观遍地林立。由于百戏、变文、市井杂耍等民间曲艺的日趋成熟，在庙会活动中的精彩表演深受百姓欢迎，加之当时手工业的萌芽，城镇庙会活动因此繁荣起来，这使得明代北京的庙会活动成为最为普遍的民俗活动并日趋成熟定型，而庙会的娱乐化又将其社会调和与心理调适功能进一步增强。

清代以降，庙会活动更加频繁。一方面，清廷崇奉藏传佛教，使得喇嘛庙及其庙会活动在全国得以传播和发展，宗教统治和教化功能进一步增强；另一方面，清廷在强化儒家纲常伦理的同时，实施文化禁锢，大兴文字狱，长期的外族统治与精神压抑使民间宗教组织大量兴起，各种香会、花会和行业组织由民间纷纷自发组织成立，庙会成为广大百姓释放不良情绪、获得心灵自由与精神愉悦的重要活动形式。

1840年以后，沦为半封建半殖民地的中国进一步受到压迫，无奈的普通民众更加倾向于参加自发的民间社团组织以获得更多的人生和社会保障，这使得庙会活动更加普及和常见，以至于庙会活动的开支成为闾里的公共分摊费用，庙会养生的功能已经不仅仅是简单的获取健康，甚至是生存保障和日常生活的必须了。

民国时期，由于社会动荡，民生艰难，庙会民俗活动不仅成为民众生活的组成部分，而且更加成为一种精神依赖与寄托。这从作家张中行《北平的庙会》中就可以得到证明："记庙会颇难，因其太杂。地大庙破，人多物杂，老远望去就觉得乱嘈嘈，进去以后更是高高低低，千门万户，东一摊，西一案，保你摸不着头脑。但你看久了以后，也会发现混乱之中正有个系统，嘈杂之中也有一定的腔调，然后你才会了解它，很悠闲地走进去，买你所要买的，玩你所要玩的，吃你所要吃的，你不忍离开它，散了以后，再盼着下一次。"

50年代早期，北京庙会活动遗风犹存，据1958年统计，北京市当时尚存庙宇2730座。后因诸多原因，庙会活动淡出民众生活，并绝迹京城数十年。1986年以后，北京庙会逐步恢复，并在近十年左右迅速发展，庙会的商贸、旅游、文化功能得以加强，但是过去所承载的政治、教化与医疗养生功能却已有所削弱与淡化。

北京庙会的形式和内容

北京庙会的形式多种多样，有仙佛神灵的圣诞，有民俗节日的庆典，有祭祀祈福的仪轨，有商品贸易的集会，有曲艺杂耍的表演，有专事教化的善举，有休闲娱乐的优游，还

第六章 庙会与养生

有传承文化的节会。概括起来，北京庙会大体可以分为法会、香会、花会、节会、市会、园会等几大类，各类庙会内容有时单独成会，有时则混合举办。

◎ 法会

法会是以祈福禳灾祭祀为主的庙会，与宗教信仰有关，包括仙佛神灵的诞辰庆典、超度亡灵的斋醮科仪、焰口施食和盂兰盆会、各种祈福禳灾的水陆法会等等。北京在旧时具有禳灾和消除不祥的庙会活动，最热闹的要数雍和宫的"喇嘛打鬼"，最庄重的则属白云观的"罗天大醮"。此外，还有每年正月初一城隍庙的"城隍出巡"，十月二十五白塔寺的"白塔燃灯"，七月十五中元日北海公园的"盂兰盆会"、"放荷灯"和"烧法船"，正月初八白云观的"顺星"，三月三密云县白龙潭的"开潭"，四月初戒台寺的浴佛法会，六月六善果寺的晾经圣会，七月三十的地藏法会等。

◎ 香会

香会亦称善会、文会，由民间自发形成，故在庙会活动中更能体现一般民众的生活和习俗。香会活动以东岳庙、妙峰山和碧霞元君祠著称。

东岳庙，明代香会单一，清代以后香会数目逐渐增多，会众各异。主要有以普通信众为主的白纸会、献茶会、路灯会、盘香会、净水会、供膳会、寿桃会、掸尘（为诸神掸尘，据说掸下的灰尘可以用于治病）会、放生会、净炉（看守香炉、清理香灰）会、精忠会（供奉岳飞）、庆司会（供奉七十六司）等。还有一类是由行会成员组成的香会，主要有由东四牌楼猪市会众组成的庆司老会，由木行、棚行、瓦作、石行、彩作等"五行八作"人士组成的鲁班会、马王会，由正阳门外珠市口粮食店粮行会众组成的四顶圣会等。

妙峰山各路山道设有为香客服务的善会，例如负责修路的修道老会，负责香客晚间进香路途照明的路灯老会，免费为香客施送粥茶、馒头的粥茶老会，免费缝补鞋的缝绽老会，由京城内锯碗盆、修锅补壶的小手工匠组织而成义务修理各茶棚的破损器具的巧炉老会。还有拜席老会专供香客瞻拜、休息，献盐老会免费备盐以供茶棚，盘香老会备有各种大盘香。

善会，顾名思义，意在广结善缘，因而所有活动几乎都是自愿的义务劳动。

◎ 花会

花会以表演杂艺、娱神为主，本为香会活动的重要内容，但场所往往不固定，可以单独表演成会，亦称"武会"、"走会"。花会的形式多种多样，少林五虎棍、开路（耍叉）、高跷、中幡、杠箱、石锁、太狮、少狮、耍坛子、跑驴、杠子、小车、旱船、秧歌、花钹、跨鼓、双石头、天平、踏车、清音、京西古幡等，此外还有大执事、耍耗子、耍猴儿、耍龙灯等也是花会的特有内容。花会中以天桥庙会及其旧八大怪与新八大怪最为有名。

◎ 节会

节会又叫"节场"，是指逢年过节或时令节气举办的庙会活动，以民俗活动为主。如每年正月十五元宵节的灯会、二月二立春日的"打春"、清明节的"拔禊"、五月初五的端阳节、六月六的天贶节、七月七的乞巧节、八月十五的中秋节、九月初九的重阳节、十月初一的鬼节、十二月初八的腊八节，其中以元宵节观灯的习俗最为吸引人。元宵灯节的主要活动有挂花灯、耍狮子、舞龙灯、走百病、猜灯谜、吃元宵、放烟花等，此外还有踩高跷、扭秧歌、打太平鼓等表演活动。

◎ 市会

市会即"庙市"。明清以降，市会成了庙会活动的主要形式。《帝京景物略》记载："市之日，族族行而观者六，贸迁者三，谒乎庙者一。"老北京有名的庙市有隆福寺、护国寺、土地庙、厂甸、花神庙等庙会，其中花市庙会热闹而且有特色。

◎ 园会

园会是皇家和士大夫休闲优游的活动。老北京有名的园会主要有颐和园、圆明园、北海公园、香山公园等。

北京传统庙会概览

清代和民国时期，北京几乎天天都有庙会，但各个庙会开市的时间和侧重有所不同。旧时北京有童谣曰："正月正，大街小巷挂红灯；二月二，家家摆席接女儿；三月三，蟠桃宫里去游玩；四月四，结伴去逛隆福寺；五月五，白糖粽子送姑母；六月六，阴天下雨煮白肉；七月七，坐在院中看织女；八月八，阜成门内走白塔；九月九，观菊喝杯重阳酒；

十月十，天寒穷人没得吃；冬月冬，北海公园去溜冰；腊月腊，买面割肉过年啦！"据胡朴安《中华全国风俗志》所列，北京传统庙会有：三忠寺、精忠庙、大钟寺、火神庙、厂甸、白云观、护国寺、隆福寺、西黄寺、黑寺、香厂、太阳宫、蟠桃宫、潭柘寺、东岳庙、高粱闸、城隍庙、万寿寺、碧云寺、妙峰山、丫髻山、关帝庙、雍和宫、善果寺、灶君庙、五显财神庙、天坛、先农坛、白塔寺、什刹海、土地庙、花市、高粱桥等庙会。

在众多的传统庙会中，规模较大、影响较广的有都城隍庙、财神庙、天桥、东岳庙、文庙、妙峰山、都灶君庙、吕祖阁与东、西寺等庙会，各庙会内容不同，各具特色。

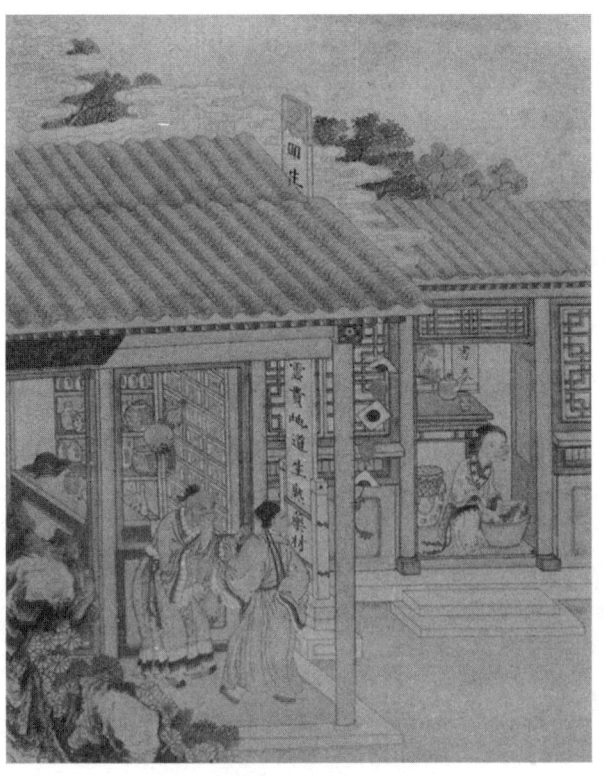

庙会上的药铺

第六章　庙会与养生

都城隍庙是由每年农历五月十一日祭祀城隍而形成的庙会，后来发展为每月初一、十五、二十五日开市，是明代北京最大的庙会。清代除了每月三天的庙会，每年农历五月十一日还由太常寺官员在此举行祭祀城隍的活动。届时，香客游人络绎不绝，小商小贩云集叫卖，热闹非凡，因此称作"闹市口"以记载当时庙会的盛况。

都灶君庙除腊月二十三日，灶君张单诞辰循例有三天庙会。期间京师各大饭庄及饭馆厨师均前往进香，在此祀神，谓之"灶君会"。厨行学徒拜师或谢师时，在此烧香祭拜灶神，举办拜师、谢师仪式。

吕祖阁庙会除吕祖诞辰日外，每月开庙两天，香火很盛。内设"孚佑帝君灵签"，可供香客占卜吉凶。有虔诚的香客烧香时，用黄纸包一些香灰，认为可以治病，称作"炉药"。

厂甸庙会正月列市半月，街长二里许，廛肆林立，以古玩、文物、字画、纸张、书帖为盛，逛会之人多是文人雅士。

文庙庙会是元、明、清三朝皇家祭祀孔子活动。祭孔典礼是中国古代社会的国家大典，皇帝钦定礼仪章程，是历代封建王朝文德治国的重要策略，仪式繁缛，非常隆重。据《元史》载，北京孔庙自元代始建便有祭孔定制，而且"牲用太牢，乐用登歌，制法服三袭"。

药王庙每月朔望日和药王圣诞举行庙会，香火旺盛。明清两代北京有十处药王庙，最著名的是东、南、西、北四大药王庙，以南药王庙规模最大。

白云观庙会活动主要是指正月初八的"顺星"、初九的玉皇忏法会、十五灯会、十八日夜的"会神仙"、十九日的

"燕九会"。此外,还有"打金钱眼"、"摸石猴"、"拴娃娃"、"骑毛驴"等民俗活动。

元宵灯会是由古代"春祭"或太一神(北极星)的祭典而来。也有人认为源于汉代道教对"三官大帝"的祭祀。最初是千家万户和典祀者在正月十五日张灯结彩,通宵达旦,希望在新的一年五谷丰登、安居乐业。汉代主要祈求"天官赐福"、"地官赦罪"、"水官解厄",唐时,才发展成为"闹花灯"。明朝北京东华门外灯市长二里,日市开场,夜张灯彩,鼓乐焰火,盛极一时。张居正《元夕行》描述:"禁城迢迢通长衢,九门万户灯光里。"清初由于满族入京,只准旗人住内城,把汉人全都赶到前三门外,东华门外的灯市与西单城隍庙的庙会移到了前门外的灵佑宫与广安门内的报国寺,故查慎行有《凤城新年词》说:"东华旧市名空在,灵佑宫前另结棚。"

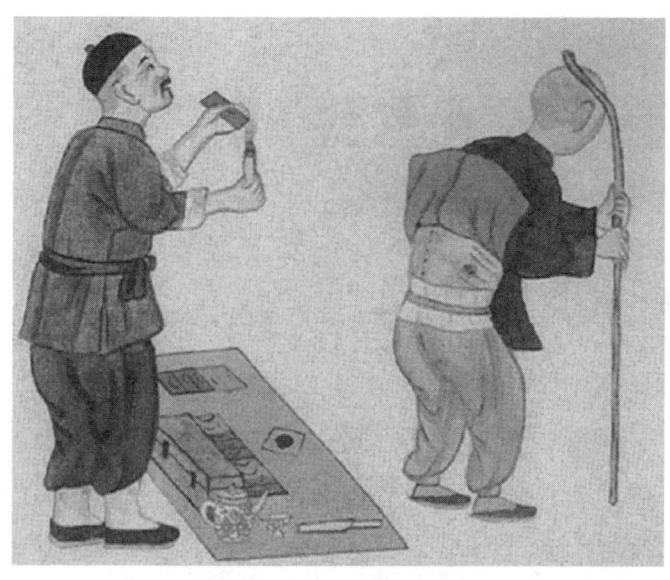

庙会一角——卖膏药

第六章　庙会与养生

旧时东、西寺庙会非常兴盛，《京都竹枝词》云："东西两庙货真全，一日能消百万钱，多少贵人间至此，衣香犹带御炉烟。"东庙即隆福寺，以珠宝玉器、文玩古董、雕漆、小吃等享有盛名。《日下旧闻考》谓其"百货骈阗，为庙市之冠"。《燕京岁时记》则云："百货云集，……无所不有。"西庙即护国寺，该会玉器兴盛，相声、杂耍，吃、穿、用、玩应有尽有，饽饽铺和扇子铺富有特色。《北平庙会调查》记载："盖西城昔为满族及旗人聚居之地，日用所需多取给于庙会，故清代护国寺庙会甚盛。"

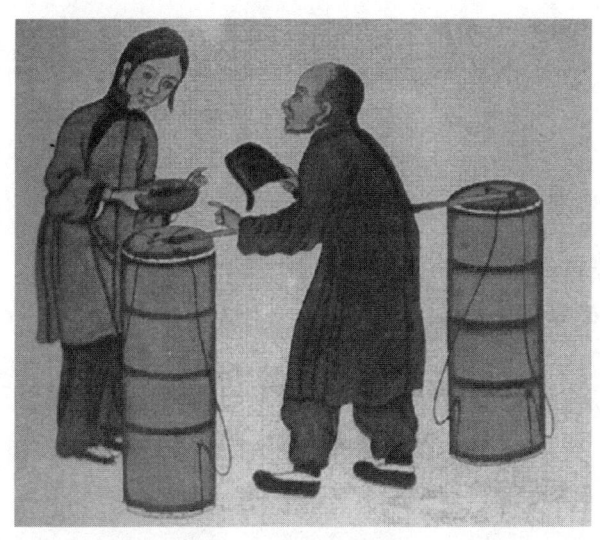

庙会一角——卖槟榔

土地庙庙会以商业活动为主，《光绪顺天府志》记载其"游人杂沓，与护国、隆福两寺并称胜"。

每年正月初二的财神庙庙会热闹非凡。虔诚者一般都要去争烧"头炷香"，以求吉星高照，当年发财，所以常常人满为患。不少香客只好把香投入院内香池子里，认为"心到神知"。

花市庙会以火神庙为中心，市皆日用之物。繁盛时经营者多达一千家以上。花市分真花与假花两市。假花称"象生花"，因以通草即灯芯草为原料，故亦称"通草花"，并素有"京师通草甲天下"之誉。《余氏辨林》云："京师凡孟春之月，儿女多剪彩为花，或草虫之类插首，曰'闹嚷嚷'，即古所谓闹装也。是即绫绢花之滥觞欤！"鲜花市则有各种树苗、四时鲜花，春天以水仙、芍药、牡丹、月季等取胜，夏天以南方运来的茉莉、米兰等"客花"为先，秋天则以桂花、菊花最受欢迎。花市集的鸽子市也是京城一大闹市，此外还有各种鸟、金鱼交易市场，秋来则卖蛐蛐、蝈蝈、油葫芦以及蛐蛐罐等玩物。

白塔寺由享誉世界的尼泊尔工匠阿尼哥设计建造，为元世祖忽必烈敕建，是元代皇家祈福和法会等宗教活动的中心，其庙会活动也热闹非凡。《旧都文物略》中说："白塔寺的木碗花草、土地庙木器竹器，皆属特有。"

北京庙会养生特点

"重德贵生"是中华民族文化的核心价值观。《易经》曰："天地之大德曰生。"《老子》亦曰："万物莫不尊道而贵德。道之尊，德之贵，夫莫之命而常自然。故道生之，德畜之，长之育之，成之熟之，养之覆之。"庙会是中华民族的民俗积淀和文化基因之一，是广大民众喜闻乐见的群体性活动，其中也包含着重德贵生的思想。庙会活动不仅具有一定的社会群体心理调适功能，而且包含着丰富的养生内涵。

第六章 庙会与养生

◎ 诚意正心，啬神养生

庙会发端于对先祖的祭祀活动，早期的祭祀活动不仅是沟通人天关系和敬天法祖的仪轨，而且是治国理家的重要形式，所以庄严隆重。由于古人"畏天命"、"尊严亲"，所以在祭祀活动中"祭如在"，毕恭毕敬，心无杂念。

明清时代，官方致祭活动非常频繁，除了四时郊祭，还有百神祭祀，祭仪一般都有规定的仪程。如元、明、清三代皇家祭祀孔大典，先用"太牢三牲"，即宰杀猪、牛、羊，整只烹好摆放于孔子灵位前，另有清洗好的瓜、果、菜、鱼、肉、稻、谷等食物分装于礼器中，整齐地摆放在孔子灵位前。参祭人员包括皇帝（主祭官）、陪祀官、分献官和司礼人员等。整个过程包括六大步骤：迎神、初献、亚献、终献、撤撰、送神。典礼最重要的议程是"三献礼"，即主祭官向孔子灵位献爵、奉帛、行跪拜礼。所有礼仪要求"必丰、必洁、必诚、必敬"。这与儒家修心养生强调的"诚意正心"恰为一体一用。如孔子说："祭如在，祭神如神在。"道家老子也指出："治人事天，莫若啬，……固蒂深根，长生久视之道。"即通过对天地神灵的祭祀，而达到一种神凝心定的状态，从而达到长生久视的目的。

由于祭祀活动的庄严隆重，其间参与者的心理状态必然恭敬而无杂念，恰恰合于儒家的修身养性要旨，亦与道家所讲的"清静"、"守一"的"啬神"之道不谋而合，所以庙会活动大抵如《孟子·尽心》所说："存其心，养其性，所以事天也，夭寿不二，修身以俟之，所以立命也。"老子《道德经》第三章曰："是以圣人之治，虚其心，实其腹，弱其志,强其骨。常使民无知无欲,使夫知者不敢为也。"第十章曰:"涤除玄览,能无疵乎?"第十九章也说:"绝圣弃智,民利百倍,绝仁弃义,民复孝慈。绝巧弃利,盗贼无有。此三者以为文,不足。故令有所属,见素抱朴,少私寡欲,绝学无忧。"庙会正是令生民心"有所属",涤除生民内心杂念,其养生目的虽未言明,但已早寓其中。

汉代佛教的传入与道教的产生,使得寺庙宫观同时成为祀奉仙佛神灵的场所,出现了以寺庙宫观为主要场所的祈福庆典、坛醮斋戒、水陆道场等宗教活动,这些宗教活动更加强调内心的诚敬与心神的专一。所以,无论从庙会产生的源头还是流变来讲,其净化心灵、庄敬虔诚的"啬神"养生功能是毋庸置疑的,比如庙会中的行像出巡就有警示人心和净化心灵的作用。

"行像"出巡始于东汉,盛于魏晋。"行像"又称"行城"、"巡城"。此项民俗活动是将神佛塑像装上彩车,在城乡巡行,以避邪的狮子为前导,宝盖幡幢等随后,同时音乐百戏加上诸般杂耍,凡心怀不轨或作奸犯科者都会被巡查出来,加以疫病或灾殃,因此有警示人心和净化心灵的作用。

元代以来,北京东岳庙在东岳大帝诞辰日举行东岳大帝出巡的盛大庆典。传说东岳大帝于这一天降临人间,监察下民,惩恶劝善。出巡时,香客抬八抬大轿,内放东岳大帝圣像,张旗鼓乐,众香会着彩衣,边走边演,观众争相围观。巡视完毕,又把圣像抬回庙内大殿供奉,并焚香,进献新衣服。随后人们在庙外狂欢到天黑。清时,北京东城的大兴县城隍庙和西城的宛平县城隍庙在每年四月二十二和五月初一

第六章　庙会与养生

都举行"城隍出巡"活动。届时，善男信女们将庙内城隍塑像抬出，仪仗执事，应有尽有。人们沿街吹吹打打，观者如堵。

庙会庄严肃穆的环境氛围与会者虔敬神明的态度恰恰使人精神不敢放逸，贪欲和多种嗜欲得到一定程度收敛，因而具有恬静养神的功效，而"行像"出巡在客观上加强了这种效果。

我国从汉武帝"罢黜百家独尊儒术"后，即开始了历史上最长的封建文化专制与精神奴役，对统治者而言，无疑巩固了皇权与专政，但对人性却是一种戕害。佛教追求空寂圆满的精神解脱和道教清静无为的存世之道，使受精神钳制的普通民众寻求到了心灵的港湾。于是，人们在日常生活的闲暇之余走向寺庙宫观以求心灵的宁静与精神的慰藉。

人们在庙会活动中追求的不再仅是市物、娱乐、消遣和悠游，而是关乎生命境界提升的心理诉求。正如《庄子·人间世》所说的那样："且夫乘物以游心，托不得已以养中。"而这种"不得已"的行为又恰恰符合了《素问·上古天真论》中"是以嗜欲不能劳其目，淫邪不能惑其心，愚智贤不肖不惧于物，故合于道"的养生境界。《淮南子》指出："节嗜欲，调情志，养精神，乃终其寿命。"所以庙会在当时的社会背景下无疑对参会的信徒俗众起到了啬神与恬淡虚无的养生作用。

◎ 顺应时序，法天养生

《黄帝内经》认为养生必须"顺四时而适寒暑，和喜怒而安居处，节阴阳而调刚柔"。只有顺应自然规律，才能维持正常生命活动。"逆之则灾害生，从之则苛疾不起。"外避六淫之邪，内免情志刺激。"虚邪贼风，避之有时；恬淡虚无，真气从之；精神内守，病安从来。"这样就可以达到祛病延年的养生目的和效果。

庙会源于祭祀礼仪，一般都有固定的时间安排。根据《礼记·月令》的记载，古时宗庙四时祭仪随农耕渔猎活动：仲春"献羔开冰，先荐寝庙"，孟夏"登麦"，仲夏"登黍"，孟秋"登谷"，仲秋"尝麻"，季秋"尝稻"，季冬"尝鱼"。《礼记·王制》记载古人庆丰收也要祭祀神灵，所用祭品也要顺应时令：庶人"春荐韭，夏荐麦，秋荐黍，冬荐稻"。主祭之外还有配祭："韭以卵，麦以鱼，黍以豚，稻以雁。"西汉鸿儒董仲舒所著《春秋繁露》对这种祭祀活动进行了阐释，认为"四祭者，因四时之所生熟而祭其先祖父母也。故春曰祠，夏曰礿，秋曰尝，冬曰蒸。此官不失其时，以奉祭先祖也。祠者，以正月始食韭也；礿者，以四月食麦也；尝者，以七月尝黍稷也；蒸者，以十月初进稻也"。后汉大尚书崔寔所撰《四民月令》则更加反映出当时祭仪祀典与时序的相关性，如："正月之朔，是谓正旦，躬率妻孥，洁祀祖祢。及祀日，进酒降神毕，乃室家尊卑，无大无小，以次列于先祖之前。子妇曾孙，各上椒酒于共家长，称觞举寿，欣欣如也。""上除若十五日，合诸膏小草，续命丸散法药。""二月祠大社之日，荐韭卵于祖祢。""三月三日及上除，采艾及柳絮。""芒种节后，阳气始亏，阴慝将萌，暖气始盛，虫蠹并兴，乃弛角弓弩，解其徽弦，张竹木弓弩，弛其弦，以灰藏毡裘毛毳之物及箭羽，以竿挂油衣，勿辟藏。是月五日，合止痢黄连圆、霍乱圆，采葸耳，取蟾蜍，以合血疽疮

第六章 庙会与养生

药。""是月（五月）也，阴阳争，血气散。夏至先后各十五日，薄滋味，勿多食肥酞。""七月四日，命置曲室，具箔，掬取净艾。六日，馔治五谷磨具。七日，遂作曲，及曝经书与衣。作干糗，采葸耳。""冬十一月，阴阳争，血气散。冬至先后各五日，寝别内外。买白犬养之，以供祖祢。冬至之日，荐黍羔。先荐玄冥，以及祖祢。""及腊日，祀祖。黄帝之子曰累祖，好远游，死道路，故祀以为道神也以求道路之福。"看来，当时的宗祀等庙会活动不仅顺四时、适寒暑，而且具有祛病养生的意向。

《易传》曰："夫大人者，与天地合其德，与日月合其明，与四时合其序。"《国语·鲁语》说颛顼帝"洪渊而有谋，疏通而知事，养材以任地，履时以象天，依鬼神以制伐，治气以教民，洁诚以祭祀"，说帝喾"能序三辰以固民"。《史记·五帝本纪》说他能"顺天之义，知民之急"、"历日月而迎送之，明鬼神而敬事之"。这正是古代"贞天道，立人极"思想的反应。这种道统思想指导下的庙会，便成了帝王们治人事天的工具和形式，他们将庙会作为国家政治象征的同时，也构建了一种"百姓日用而不知"的群体养生模式，不仅达到了教民"顺四时以适寒暑"的养生目的，而且使参与者"甘其食，美其服，安其居，乐其俗"，构建了一种和谐的社会政治模式，这恰恰正是道家身国同治、无为而无不为、无意养生而养生的具体应用与体现。

北京重要传统节日、佛道教庙会活动时间表

月份	佛教节日	道教节日	单月庙会
一月	初一弥勒菩萨圣诞 初六定光古佛圣诞 初八观音斋期	初一天腊之辰 初九玉皇上帝圣诞 十三关圣帝君飞升 十五上元天官圣诞 十九长春丘真人圣诞	初一至初十大钟寺庙会 初一至十五东岳庙庙会、厂甸庙会 初一至十九白云观庙会 初二五显财神庙庙会 十三至十七城隍庙庙会 十五元宵灯会、黄寺庙会 二十三黑寺庙会 三十到二月初一雍和宫庙会
二月	初七、初九观音斋期 初八释迦牟尼佛出家日 十五释迦牟尼佛涅槃日 十九观音菩萨圣诞 二十一普贤菩萨圣诞	初一勾陈神圣诞 初二土地正神诞 初三文昌梓潼帝君圣诞 初六东华帝君圣诞 十五太上老君圣诞 十六天仙娘娘圣诞 十九慈航道人圣诞	初一至初三太阳宫庙会 十二花王神诞辰，谓之"花朝"。二月二十九附近各档花会到此献艺"谢神"
三月	初三、初六、十三观音斋期 十六准提菩萨圣诞	初三玄天上帝圣诞，王母娘娘得道日 初六眼光娘娘圣诞 十五财神赵公元帅圣诞 十八后土娘娘圣诞 二十子孙娘娘圣诞 二十三天后妈祖圣诞 二十八东岳大帝圣诞	初一至二十八东岳庙庙会
四月	初四文殊菩萨圣诞 初八浴佛节、佛吉祥日、释迦牟尼佛诞 二十二观音斋期	十四吕祖纯阳祖师圣诞 十五钟离帝君圣诞 十八北极紫微大帝圣诞、泰山圣母诞、华佗神医先师诞 二十眼光圣母娘娘诞 二十八神农先帝诞、药王诞	初一至二十丫髻山庙会 初一至十五万寿寺庙会 十五至十八天仙宫庙会 初一至二十八妙峰山"春香"

(续　表)

月份	佛教节日	道教节日	单月庙会
五月	初三、十七观音斋期 十三伽蓝菩萨圣诞	初一南极长生大帝圣诞 初五地腊之辰 十一南方雷祖圣诞 十八城隍爷圣诞 二十三张天师圣诞 夏至日灵宝天尊诞	初一城隍出巡 十一至十三十里河关帝庙会
六月	初三韦驮菩萨圣诞 初六翻经节 十六、十八、十九、二十三观音斋期 十九观音菩萨成道日	十五王灵天君圣诞 十九慈航观音诞、扁鹊高真人诞 二十三火神圣诞 二十四南极大帝中方雷祖圣诞、关圣帝君圣诞 二十六二郎真君圣诞、妙道真君之诞	初六善果寺"晾经会"
七月	十三大势至菩萨诞 十三观音斋 十五佛欢喜日、盂兰盆节 二十一普庵祖师诞期 二十四龙树菩萨诞 三十地藏菩萨诞、地藏节	初七道德腊之辰 十五中元地官大帝圣诞 十八王母娘娘念圣诞	妙峰山"秋香"二十五至八月初一
八月	十六观音斋期 二十二燃灯佛诞辰日	初三九天司命灶君诞、北斗下降之辰 十五太阴星君诞	初一至初三都灶君庙会，腊月二十三朝天之辰亦开放一天
九月	十九观音菩萨出家日 二十三观音斋期 三十药师佛圣诞	初一至初九北斗九星降世辰 初九斗姆元君、九皇星君、重阳帝君、玄天上帝飞升中坛，元帅丰都大帝圣诞 二十二增福财神诞	十五至十七五显财神庙庙会

(续　表)

月份	佛教节日	道教节日	单月庙会
十月	初二观音斋期 初五达摩祖师圣诞	初一民岁腊之辰 十五下元水官大帝圣诞 十八地母娘娘圣诞 十九长春丘真君飞升	
十一月	十七阿弥陀佛圣诞 十九、二十四观音斋期	十一太乙救苦天尊圣诞 冬至元始天尊诞	腊月三十龙潭湖庙会
十二月	初八释迦牟尼佛成道日 二十五观音斋期 二十九华严菩萨圣诞	初八侯王腊之辰 十六福德正神之诞 二十鲁班先师圣诞 二十一天猷上帝圣诞 二十二重阳祖师圣诞	

此外，常年庙会还有：前门关帝庙每月初一与十五，各开放一天，每月逢四、十四、二十四花市；土地庙自正月起，凡初三、十三、二十三有庙市；小、北药王庙自正月起，每朔日、望日有庙市；吕祖阁庙会每月初一、十五开庙两天，每年四月十四为吕祖诞辰，亦开放一天；白塔寺庙会在每月初五、初六两日；都城隍庙庙会每月初一、十五、二十五开市；隆福寺每旬九、十有庙会；太庙每逢祭日，即四月初一、七月初一、十月初一、皇帝生辰、清明节、七月十五、先皇的忌辰日都要在这里举行祭典。

从表中可见，道教的三元五腊就是民间庙会的源头，而且其中已经包含了养生的内容，其三元日为：正月十五上元日，天官大帝圣诞，可祈天官赐福；七月十五中元日，地官大帝圣诞，可祈地官赦罪；十月十五下元日，水官大帝圣诞，可祈水官解厄。五腊日是道教据古代"腊日"祭先祖百神之制所创，并在当日按传统设醮祭天祭先祖，以求福寿。五腊

第六章　庙会与养生

日为：正月初一天腊之辰，"五帝校定生人神气时限长短"；五月初五地腊之辰，"五帝校定生人官爵血肉衰盛"；七月初七道德腊之辰，"五帝校定生人骨体枯盛"；十月初一民岁腊之辰，"五帝校定生人禄科官爵"；十二月初八侯王腊之辰，"五帝校定生人处所受禄分野"。《礼记·郊特牲》所载腊八祭词就有"土返其宅，水归其壑，昆虫毋作，草木归其泽"的祝祷。看来，治人事天的长生久视之道远非我们想象的那么简单。

◎ 满足民生，适欲养生

庙会之所以经久不衰，备受民众青睐，是因为庙会能够与时俱进，满足民生的需要。《黄帝内经》认为，合理的养生不仅要"恬淡虚无"，而且要"各从其欲，皆得所愿"，即满足一定的欲求和愿望。《列子·黄帝》也认为要让人的本性得到发挥，"尽其性"方可"养其气"。《吕氏春秋·情欲》说："天生人而使有贪有欲。欲有情……故耳之欲五声，目之欲五色，口之欲五味，情也。此三者，贵贱、愚智、贤不肖，欲之若一。"认为圣人和凡夫、君子与小人都有着同样的欲求，并在《孟春纪·重己》中进一步指出："世之人主贵人，无贤不肖，莫不欲长生久视，而日逆其生，欲之何益？凡生之长也，顺之也；使生不顺者，欲也。故圣人必先适欲。"也就是说，必须"适欲"才能养生，才符合自然之道，才能长生久视。

庙会活动在流变过程中，从早期单一的祭仪祀典逐渐演变成集宗教、商贸、娱乐于一体的社会活动，极大程度地满足了民生所需，如早期庙会多有舞乐，而且旁庙建市，还有社日郊祭的酒肉共同分享,庙会参与者在精神上和物质上都得到了一定的享受。汉魏以后,庙会的"行像"出巡、张灯舞狮;唐代元宵灯节的定型;两宋金元的杂艺戏曲、变文说唱;明清时期的花会表演,不但增加了庙会活动精神上的享受,而且也体现出庙会向着"悦志意"和"适欲"的方向发展。祭祀的要义是首"祀天神",次"祭地祇",再"享人鬼"。故源于祭祀的庙会更加注重人的享用,即使是没有庙宇的社日郊祭活动,也能得到很好的物质享用与精神愉悦,如唐代诗人王驾《社日》一诗对社日场景描写就说:"鹅湖山下稻粱肥,豚栅鸡栖半掩扉。桑柘影斜春社散,家家扶得醉人归。"

　　由于这些聚会活动往往在各种节日庆典或规定的日期,民间的各种社会组织也主动前往集会助兴,并附设一些商业活动和花会表演,寺庙宫观逐渐演变成以宗教活动为依托的群众聚会娱乐场所,善男信女与凡夫俗子趋之若鹜,江湖游艺与梨园杂耍也不甘人后,行商大贾与贩夫走卒因机市利,以致"珠玉云屯,锦绣山积,器用杂物,无不毕具"。生民日用的满足不仅大大增加了这些活动自身的吸引力和热闹程度,也使这些活动中的商贸气息随着群众性、娱乐性的加强而相应增加。庙会活动得到进一步的发展,并逐渐世俗化,适应了广大民众的日常需要,在这种"保和太和"思想的指导下,庙会已从早期以宗庙祭祀活动为主逐渐转变为庙市合一,甚至有市无庙了,庙会也因此被称为"庙市"或"节场",如旧时北京的天桥庙会就没有庙。

　　庙会活动是如此丰富多彩,实际上不同程度地满足了民众的日用生活需求和休闲娱乐欲求,不论是始于周代的庙市

第六章 庙会与养生

贸易、兴于汉代的元宵灯会，还是盛于元、明、清、民国时期的香会杂艺，诸般集市，都是围绕民生和治人事天的原则来满足广大民众的心理和生理需求，从而达到"适欲悦性"的养生目的。《易传》言："乾道变化，各正性命，保合太和，乃利贞。首出庶物，万国咸宁。"庙会这一古老的传统习俗，不仅满足了生民日用，而且维护了社会稳定，这与现今构建和谐社会的理念并无二致，但古人以庙会这种百姓日用而不知的形式来实施，对治人事天的长生久视之道灵活应用，可谓高明之极。

◎ 寓教于庙，心理养生

庙会是以宗教信仰和神仙崇拜为基础的社会群体活动，因此具有宗教的神秘特征，无论是早期对自然的崇拜和天地祖宗祭祀，还是后来对仙佛圣贤设庙敬仰祈祷，会众所面对的主体都是道德高尚堪为模范并具有超凡功能的神灵，所以参加者除了抱有虔诚的心态，还要具有神灵所示范或要求的行善积德、施舍财物、孝亲精忠、仁慈宽容等品质。

比如关帝庙、岳王庙、药王庙等供奉的皆是人间舍生取义的忠臣义士和救死扶伤无私奉献的贤良，其庙会活动也是围绕被崇祀者的精神而进行，如钟馗以生前善恶未昭扬善惩恶的对待而封为冥王。在诸多的神灵中，每个神灵在人世间都能找到其对应或象征，正因如此，当一个个香客对其信仰的神灵顶礼膜拜的时候，其内心同样具有了这一价值观。这种潜移默化的教化与心理暗示，使之对人间万象的取舍有了明确的态度，因而不会在当下或今后的抉择中摇摆与犹豫，内心因此得以安定而清静。对于那些本无信仰而又希冀神灵赐福的朝拜者,同样在进香的过程中完成了一种自我考量,因为神灵的示范与有求必应的必要条件会在其心中显现。比如财神庙和阎王殿各有一幅流传颇广的对联:"颇有几文钱,你也求他也求给谁是好?不做一点事,早来拜晚来拜叫我为难!""早报晚报善报恶报,都要报;情场戏场名场利场,尽收场!"

这种寓教于庙的教化功能在东岳庙表现得可谓淋漓尽致。东岳庙,人间万象皆有其神灵,《京都风俗志》就载:"盖此庙诸天神像最全,故酬神最易。"北京东岳庙建于元代,是北京最早的庙会,清代扩建了东、西两院。现存的建筑,基本上都是清朝的遗物。1995年,东岳庙被辟为北京民俗博物馆,每年举行春节庙会都有丰富的民俗表演。东岳庙塑有东岳大帝、七十六司神像,供奉有众多的神灵仙真。1928年北平社会局对东岳庙的神像进行统计,那时尚有神像1316尊。其中既有天界至尊玉皇大帝、科举之神文昌帝君、伏魔大帝关圣帝君、荡魔天尊真武大帝、赐福赦罪解厄天地水三官大帝等天界大神,又有保佑妇女儿童、赐子广嗣的碧霞元君、子孙娘娘、除瘟去疾的五瘟神、行医治病的药王等。

即使是现在的东岳庙,七十六司的神像也包罗人间万象。传说中主管人间因果报应、祸福、善恶的七十二司分列在左右回廊各三十六间(后来增设四司,实际为七十六司,祀神灵八十四位)。各司都有司名,职责也各不相同,如同人间官员一样,都需各司职守。如官职司、风伯司、出神司、山林鬼神司、掌曹史司、真宫土地司、门神司、行瘟疫司、城隍司、水府司、行两地分司、都签押司等主管行政;

第六章　庙会与养生

掌都察司、僧道司、生死司、土地司、词状司、较量司、举意司等主管监察纪检；善报司、增延福寿司、注福司、修功德司、斋僧道司、掠剩财物司、放生司、堕胎落子司、枉死司、勾生死司、取人司、正直司、悯众司、十五种善生司、杀生司、忤逆司、十五种恶死司、追取罪人照证司、毒药司、忠孝司、施药司、行污司、欺昧司、勾押推勘司、行路司、看经司、还魂司、推勘司、催生司、子孙司、阴谋司、贼盗司、磨勘司、积财司、长寿司、长斋司等主管司法量刑录人善恶；宿业疾病司、湿生司、卵生司、胎生司、畜生司、水族司、飞禽司、促寿司、现报司、苦楚司、注生贵贱司、所生贵贱司、地狱司、恶报司、速报司、黄病司、化生司、索命司等主管执行；魍魉司、精怪司、无主孤魂司等主管盲流。这俨然是主管人间不平的公堂，使得一般的庶黎百姓在遭受不平时有所诉求，也因此得到内心的平衡与忍受不公的理由而心安理得。

此外，东岳庙还有很多导人向善和警示人心的楹联。如东旁门："阳是阴非，在尔心还想欺饰；假善真恶，到此地难讨便宜。"西旁门："倚势欺人，人或容神明不恕；瞒天昧己，己未觉造物先知。"瞻岱门："阳世奸雄，违天害理皆由己；阴司报应，古往今来放过谁。"长寿司的楹联是："寿以德延莫谓遐龄不在己，福因善造当知富贵亦由人"，揭明了人主宰自己命运的能动性。尤其是《东岳大帝宝训》耐人寻味："一日行善，福虽未至，祸自远矣；一日行恶，祸虽未至，福自远矣。行善之人如春日之草，不见其长，日有所增；行恶之人如磨刀之石，不见其损，日有所亏。损人利己，切宜戒之。一毫之善，与人方便，一毫之恶，劝人莫做。衣食随缘，自然快乐，算什么命，问什么卜。"

如果说东岳庙是北京庙会寓教于庙的典型，那么，北京妙峰山则是这种寓教成果的成功范例。《燕京岁时记》记载："妙峰山碧霞元君庙在京城西北八十余里，山路四十余里。共一百三十余里。地属昌平。每届四月，自初一开庙半月，香火极盛。凡开山以前有雨者谓之净山雨。庙在万山中，孤峰矗立，盘旋而上，势如绕螺。前可践后者之顶，后可见前者之足。自始迄终，继昼以夜，人无停止，香无断烟。奇观哉……近日之最称繁盛者，莫如北安合。人烟辐辏，车马喧阗，夜间灯火之繁，灿如列宿。以各路之人计之，共约有数十万。以金钱计之，亦约有数十万。香火之盛，实可甲于天下矣。"

上妙峰山进香，有一步一揖，三步一叩首的；有以背鞍（背系马鞍）、滚砖、镯镣（穿红色罪裙，自带镣铐朝山）、悬灯（用绳将灯笼穿在胳膊皮肉里，举灯笼朝山）等方式朝山，以表虔诚。此类香客多是为父母健康来许愿或还愿的。进香还有一些固定的程式，比如沿路祠祀、众火落宿、登山、报号、朝顶、进香等。尽管朝顶进香并非易事，但每到开庙会的日子，都依旧会人潮如织，浩浩荡荡，人们似乎也乐此不疲。

容肇祖先生在《妙峰山进香者的心理》一文对民国时期进香的人进行了深入的心理分析，认为这些活动实际是情感的发泄，即心理上的诉求。"情感的发泄，于个人生命是很有利益的，由情感的发泄，可以增加人的生活力。人生在世，每容易因呆板不变的生活与疲劳及愁苦忧患的境况，而生厌世的观念。……从节俭而略奢华，从限制而暂放纵，是最可娱乐的……舒泄个人的胸臆，发展美满的感情，是很有

第六章　庙会与养生

效用的。"事实上，不论是进香与否，庙会的参与者在这一活动过程中都得到了情感的调适，因为传统的庙会由于原始信仰的具体存在而形成，当我们带着一种信仰或者虽然没有信仰但是却由于习俗的积淀而从事某种活动的时候，这种习俗的仪式程序本身已经对活动者具有了潜移默化的慰藉功能。

当年香火甲天下的妙峰山王三奶奶正是寺庙宫观这种寓教于庙会、教人向善、净化人心以养生的现实榜样。相传王三奶奶是天津人，在家务农，会医术、占卜之术，在当地很有名气，受人尊重。有一年，王三奶奶来妙峰山进香，却突然圆寂，后来天津群众捐款在妙峰山为她修庙塑金身。每年四月妙峰山开山时，京都的善男信女们都去进香朝顶，以致于北京西北大道上，香客络绎不绝，日以千万计。有人用黄布包头，有人头戴"朝山进香"的大红绒字，边走边喊"虔诚"，香火极盛。王三奶奶的榜样不仅一直影响着京畿的道教活动，而且对后世寻常百姓起到了示范效应，当地百姓无不称羡效仿，在某种程度上的确起到了教化人心的作用，以致当时行善积德成为一种时尚，尤其是在庙会活动中，人人争行善举。

上世纪90年代京畿去世的香河老人周凤至可谓"寓教于庙，心理养生"这一养生模式的现代实证。1992年11月24日88岁高龄的周凤至去世，呼吸和心跳停止后24小时体温不降，一周后身体柔软如常，手背尚有血液流动，太阳穴的血管清晰可见，且有弹性。临终有遗言要求尸身不葬，在常温下保存，至今不腐。1997年在香河县老人故居落成"香河老人展室"。其后，香河老人现象也引起了社会各界的关注，纷纷探讨香河老人特异生命现象之谜。周凤至一生乐善好施，严格修持，也常常为人治病。尽管道教积善派现在已经不为人所知，但是从王三奶奶和周凤至老人的行迹可以推断，这一养生模式始终未曾中断。《易经》曰："积善之家，必有余庆，积不善之家，必有余殃。"可谓这一现象的合理诠释。《太上感应篇》就有"善恶之报，如影随形"的说法，而《太上百病源》则对此有更深入的探讨。看似简单的事情，似乎并不简单，庙会之养生内涵亦如此。

◎ 出游户外，运动养生

《黄帝内经·上古天真论》指出：养生之道需要形神俱养，"形劳而不倦，气从以顺"。因此适度的活动对于养生是非常必要的，而庙会活动恰恰是这一要求的最佳形式。

一方面，由于原始的庙会源于祭祀，故与歌舞相伴。后世的庙会沿袭了庙会舞乐这一形式。《礼记·檀弓》认为"人喜则斯陶，陶斯咏，咏斯犹，犹斯舞"，这就说明庙会的舞乐能给活动者带来喜乐。《礼记·祭义》指出：舞乐的目的在于"致乐以治心。"即通过使人和乐而"治心"，以达到身国同治的目的。《周礼》则进一步明确了舞乐的具体要求："若乐六变，则天神皆降，可得而礼矣；若乐八变，则地祇皆出，可得而礼矣；若乐九变，则人鬼可得而礼矣。"后世庙会的重大活动和娱乐活动沿袭此风，总少不了舞蹈、音乐。如白云观每年正月初九玉皇圣诞法会和"早晚坛"，钟鼓齐鸣，演奏道乐，有笙、管、笛、箫、琵琶、二胡的演奏和鼓、铙、钹、铛、铃等的伴奏，有时还伴有禹步等舞蹈形式，其间民间信众一般多来参会。庙会活动中的舞乐一般都古朴庄严，使人心神清静肃穆，神与形合，物我两忘，心旷神怡，精神爽约，便达到了以乐节事，"气从以顺"的养生效果。如京西千军台、庄户一带盛行的古幡庙会即是以音乐为主的"以乐治心"的庙会。古幡盛会是门头沟区山村古庙会的产物，至今已流传数百年，充满明清遗风。古幡庙会每年的正月十五、十六两日举办，参加庙会的人很多，非常热闹。古幡乐班有演奏团，音乐在起会、走街、祭神等活动中，都是必须的。古幡乐演奏包括吹奏乐和打击乐。笙、管、笛、唢呐、云锣、扁鼓等是吹奏常用的乐器。大铙、大钹、小钗、铛子、大鼓等是打击常用的乐器。唢呐可以在吹打结合的乐曲中充当主角。古幡乐有所谓的"四老"：曲目老、乐班老、乐器老、艺人老。古幡乐的部分曲子可以溯源到春秋战国时代。《乐记·乐化》说："礼乐不可斯须去身。致乐以治心。"古人非常重视音乐的教化作用，认为音乐不仅可以陶冶性情，也可以正心。音乐"致中和"、"育万物"的遗风在北京庙会中仍然有迹可循。另一方面，庙会活动中由于观看花会表演、进香、摸石猴、打金钱眼儿、拴娃娃等悠游闲逛活动可以使身体适量"运动"，也达到了"形劳不倦"的养生效果。如始建于唐朝开元年间的白云观，规模宏大，庙会开放时间最长，香火最旺盛，享誉京城。白云观庙会期间，最有趣的活动是"会神仙"、"摸石猴"和"打金钱眼儿"。《燕京岁时记》记载白云观正月初一至十九庙会盛况："游人络绎，车马奔腾，至十九日为尤盛，谓之会神仙。相传十八日夜内必有仙真下降，或幻游人，或化乞丐，有缘遇之者，得以祛病延年。故黄冠羽士，三五成群，趺坐廊下，以冀一遇。""会神仙"就是会丘处机。相传这一天丘真人要降临人间，度化有缘人。《帝京景物略》说："相传是日真人必来，或化冠绅，或化游士冶女，或乞丐，故羽士十百，结坐松下，冀幸一遇之。"在白云观里"摸石猴"，主要是摸山门上的石猴。白云观的拱形门内圈以石雕为饰，石雕下方有一石猴浮雕。传说摸了石猴可以清心明目不患眼病，亦可祛病避邪。久而久之，"摸石猴"也就成了逛庙会的传统节目。"打金钱眼儿"也是白云观庙会的传统节目。《旧都文物略》记载白云观窝风桥下："悬一铜钱，其大逾盎，凡人祀神毕，皆于桥栏杆上掷钱。如中其孔，则大利市。"打中者一年诸事顺遂，平安吉利。"会神仙"、"摸石猴"和"打金钱眼儿"等活动都传达了人们期盼健康平安的美好心愿。

《吕氏春秋·尽数》中明确提出："流水不腐，户枢不蠹，动也。形气亦然，形不动则精不流，精不流则气郁。郁处头则为肿为风，处耳则为拘为聋，处目则为㬠为盲，处鼻则为鼽为窒，处腹则为张为疛，处足则为痿为蹷。"三国时代的名医华佗则认为："人体欲得劳动，但不当使极尔。动摇则谷气得消，血脉流通，病不得生，譬犹户枢不朽是也。"被中国人奉为药王的孙思邈也认为"常欲小劳"就可以祛病健身，而庙会活动正是"小劳"的最佳形式。

由于庙会活动的主要活动形式是"逛"，也就是散步。而"饭后百步走，能活九十九"的格言使多数人都相信，"逛庙会"本身和散步活动没什么两样，同样是日常养生活动的形式之一。由于庙会活动把旅游、娱乐、贸易、宗教活动结合在一起，热闹有趣，所以庙会活动往往能吸引更多的人来参与，对于积久成习的老北京人而言，无论是定期还是

第六章 庙会与养生

不定期的庙会,都成为他们盛大而欢乐的节日。

正如张中行先生在《北平的庙会》一文所述:"地道北平精神由住家维持,庙会为住家一流而设,……你是闲人雅士,它有花鸟虫鱼;你是当家主妇,它有锅盆碗箸;你是顽童稚子,它有玩具零食;你是娇媚姑娘,它有手帕脂粉。此外,你想娱乐,它有地班戏,戴上胡子就算先生,抹上白粉就算花旦,虽然不好,倒也热闹,使你发笑,使你轻松。""就按我自己来说,是非常爱庙会的,每次都是高高兴兴地去,我想旁人也应该是这样。人生任有多少幻想,也终不免于过小家日子,这是快乐的事,也是严肃的事,而庙会正包含这两种情调,所以我爱它,爱每一个去庙会的人。庙会使人们亲密,结合,系住每一个人的心。""记庙会颇难,因其太杂。……但你看久了以后,也会发现混乱之中正有个系统,嘈杂之中也有一定的腔调,然后你才会了解它,很悠闲地走进去,买你所要买的,玩你所要玩的,吃你所要吃的。你不忍离开它,散了以后,再盼着下一次。"

可见,庙会活动于历朝历代均是何等热闹与吸引人,不论是阳春三月上巳清明的郊游或春游踏青,还是秋高气爽九月重阳的登高,"逛庙会"如此悠闲有趣,自然"形劳不倦,气从以顺"。倘使我们自己去逛逛,也能自得其乐。

"逛庙会"不仅达到开塞通窍,使精气血脉畅流不息的养生目的,而且达到了排遣抑郁心情的养生效果。诚如《诗经·国风·泉水》所说:"驾言出游,以写我忧。"这种百姓日用而不知又能消忧愁于无形和潜移默化之中的庙会活动,从某种程度讲,比起"何以解忧,唯有杜康"的行为具有更加普适的社会意义。

◎ 醮仪驱疾，心灵养生

由于庙会活动源于祭祀礼仪，所以早期的庙会活动都具有祈福禳灾、祛病疗疾的功能。据《礼记·丧大记》记载："疾病，外内皆埽。"意思是通过清洁环境祛除疾病。除了清洁环境，可能还会有诸如祈请等仪式。据《论语·述而》记载："子疾病，子路请祷。子曰：'有诸？'子路对曰：'有之；诔曰：祷尔于上下神祇。'子曰：'丘之祷久矣。'"可以知道通过向神祇祈祷祛除疾病在当时是一种普遍行为。

秦汉时期的宗祀活动多与祛疾疗病、祈福养生相关，至今仍有沿袭传承。汉代佛教传入和道教产生后，这种祈祷行为更加流行，以至于通过对神佛的顶礼膜拜和祭献以达到消灾除难、祛病延年、护佑子孙、带来福气的目的。《后汉书》就曾记述打傩逐疫"赤帻皂制执大鼓"。当时请祷治疗的仪轨是这样的，即"书病人姓名，说服罪之意。做三通，其一上之天，著山上，其一埋之地，其一沉之水，谓之三官手书。"三官即天官（天帝）、地官（地祇）、水官（水神）三神。如北京东岳庙里至今还供奉着三官大帝，他们有着"天官赐福，地官赦罪，水官解厄"的职司。

庙会活动最主要的要算是对"福"的祈求了。按照北京人的传统，逢年过节，在家里的大门上都要贴一张"福"字，有的人还将它倒过来，意思是"福"到（倒）家门。《尚书》认为人生有五种"福"最为难得，即长寿、富有、健康平安、良好的品德、父母亲寿终正寝。其

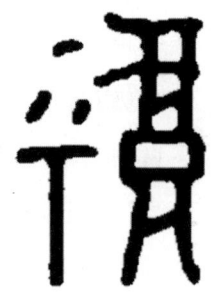

甲骨文"福"字

第六章　庙会与养生

中有三种就与健康相关，可见庙会祈福行为实际是一种养生行为。在甲骨文中，"福"字是"两手捧酒浇于祭台之上"的会意字，是祭祀活动的形象描绘，其最原始含义是"向上天祈求"。后来，"福"又成为特指祭祀用的酒肉。《国语·晋语》记载："今夕君梦齐姜，必速祠而归福……骊姬受福，乃置鸩于酒，置堇于肉。"后人注："福，祭祀用胙肉也。"随着社会的发展，福的含义被逐渐延伸、扩展。如《左传·庄公十年》载："小信未孚，神弗福也。"《礼记·祭统》则载："福者，备也；备者，百顺之名也，无所不顺者谓之备。"福即事事顺利。再如《老子》曰："祸兮福之所倚，福兮祸之所伏。"福则为好的运气。《韩非子》说："全寿富贵之谓福。"意思是健康长寿前提下的富贵才是真正的"福"。由于"福"的内涵如此宽泛，所以生活中美好的称谓都要加上一个"福"字，福人、福德、福分、福报、福运、福气、福星等等，"福"如此美好与令人神往，于是就成了几千年来中国人孜孜以求、时时向往的境界。

由于封建时代社会动荡不安，百姓生活日用严重匮乏，只好通过祈求神灵保佑，禳灾除难，祛病延年，赐福降祥。而这种祈福活动结束后，最重要的则是"请"上一些红纸金鳞鱼或风车，有"福"、"寿"的红绒花和剪金纸花戴在头上；有金鳞图案和"吉庆有余"、"吉祥如意"等吉利话的大红，然后神采飞扬地"胜利"返航，说是"带福还家"，会众大都相信这样做神灵的确会赐福于自己。据《旧都文物略》记载说：东岳庙、丫髻山、妙峰山等庙会"凡祭赛事毕，先后散于庙内外肆摊购绒绫花朵，插帽而归，谓之'带福'。遥望人群，则绚烂缤纷，招颭于青峰翠柏间，其风物真堪入画也"。无论你是否觉得不可思议，但对于庙会活动中的每个人来讲，的确是得到了"福"，绝不会再担心一年当中会有什么疾病灾殃，而是心安理得、心情愉快了。

在北京传统庙会中，东岳庙的祈福祛病、雍和宫的打鬼禳灾和白云观的会仙顺星都是比较有名的。

禳灾和消除不祥的庙会活动最热闹的要数雍和宫的"喇嘛打鬼"。雍和宫于每年农历正月三十日（小建则为二十九）举行演鬼；二月初一早晨打鬼。打鬼本系西藏风俗，据《清会典》记载："布达拉众喇嘛，装诸天神佛及二十八宿像，旋转诵经。又为人皮形，铺天井中央，神鹿五鬼及护法大神往捉之。末则排兵甲幢幡，用火枪送至布达山，以除一岁之邪。"打鬼的风俗，在乾隆五十九年以后从西藏传到了北京黄寺，以后，雍和宫、黑寺、弘仁寺等喇嘛庙也相继举行打鬼。由于历代相传，沿袭成风，逐渐成为北京新春民俗。《燕京岁时记》记载："打鬼本西域佛法，并非怪异，即古者九门观傩之遗风，亦所以禳除不祥也。每至打鬼，……都人观者甚众，有万家空巷之风。"《京华春梦录》记载黄寺打鬼："每届上元节序，各喇嘛演习舞踏，或戴面具，或击鼓乐，牛鬼蛇神，聚在一堂，口唱番歌，似有节奏，名曰'打鬼'，能辟不祥。是日万人空巷，裙屐杂沓。"

清代，由皇帝主持雍和宫打鬼，有时皇帝会亲临观礼，步兵统领衙门具体承办。打鬼前夕，天王殿前搭好看台，雍和宫门前贴出告示："普天之下，芸芸众生，不知其几千万也。有欢极而死者，有悲极而死者，有饿死者，有冻死者，有醉死者，有色死者，有被火烧死者，有坠水溺死者，有相殴致死者，有相撞而死者。许多死鬼，心中不直，出来骚

第六章 庙会与养生

扰,四处害人,或抢劫,或杀人,或奸淫,有被触者,受患不浅。本庙为便利庶民,特设打鬼会,凡尔人民欲消灾净害者,其速来诸。"打鬼当日,王公大臣身着礼服前来观礼。

打鬼日,现场设一木坛,周围围上薄纱。法师宝座设于坛中央,四方为二十八星宿,每星宿点一盏灯。打鬼开始,作西番乐,坛上灯火闪烁,头戴牛头马面等面具的喇嘛扶着大法师出来。大法师全身红色,以红色涂脸,穿红衣,扎红头巾,脚登红鞋红袜。法师落座后,闭目念咒,随即举剑砍掉二十八星宿,落手拍案,喝道:"命十二夜叉,到柱死城中将许多冤鬼带来,听我发落。"扮冤鬼的喇嘛被带上来,法师厉声喝道:"尔等虽系冤死,然命中注定,不可四处骚扰。"一鬼出来捣乱,立马被斩。随后法师又说:"我念尔等或有家,或无家,冤死之后,漂流在外,祭祀不闻,蒸俎不食,饥寒交困,尽且至矣。特设打鬼会,布施尔辈。汝等其静肃无喧。"两个喇嘛挑来馒头放在法师左右。法师把馒头扔向冤鬼群,鬼将馒头吃掉。法师对观众说:"欲消灾驱患,速掏钱投诸鬼。着者,则冤消。"为图吉利,人们都把手中银钱向鬼扔去,扔中的人欢天喜地。

民国初年的打鬼,由蒙藏院具体承办。仪式虽然很简单,但基本上沿袭清制。看打鬼已成为北京民间的新春习俗。不管是否真的有鬼,由于科学的不发达,多数参与活动者都相信鬼的存在,认为打鬼活动能够消灾驱患,辟除不祥。这是这一活动长期存在并沿袭成俗万家空巷的惟一理由,而这种心灵上的"真信",使得这一春节习俗在某种程度上产生了一种心理暗示效应。既然相信有鬼,鬼又是造成疾病和灾殃的罪魁祸首,所以,以消除不祥的打鬼之举自然备受欢迎。相信即使我们现代科学技术日新月异的今天，这种心理暗示效应也还存在，不过不再是打鬼罢了。

北京传统庙会活动中这类活动很多，如白云观正月初八的祭星灯，其心理暗示作用也相当强。每年正月初八，白云观结合道教节日祭祀活动进行"顺星"（即祭星）。道教和星象家认为每人每年都有一位值年星宿，即"流年照命星宿"（日、月、水、火、木、金、土、罗睺、计都，九星轮流值年照命）。人的流年运势，主要操纵在值年星宿的手里。据说每年正月初八是各星君聚会的日子，也是传说中"诸星下界"的日子，所以在这一天祭祀星君（即顺星）就会获得星君的护佑。

老北京人都有顺星的习俗，正月初八日要到白云观星神殿（即元辰殿），朝拜星神，求签问卜，或者买谶图以查吉凶，给自己的"流年照命星"烧香，敬献香资，祈求一年平安。

《燕京岁时记》说："初八日，黄昏之后，以纸蘸油，燃灯一百零八盏，焚香而祀之，谓之'顺星'。"未去进香的人则于当日晚，待天上星斗出齐后，在家举行顺星的祭祀仪式。顺星一般用神码两张：第一张印"星科"、"朱雀"、"玄武"等，并列出所属星宿名，中间是"八卦"，内圈印天干地支，外围印十二生肖图案；第二张为"本命延年寿星君"，放于星神码后边，露出上端名号。两张神码夹在一神纸夹上，置于正厅天地桌后边正中。星神码前摆上黄、白两色灯花（用香油浸捻）一百零八盏或者四十九盏。通常放在一个较大的金属盘内，用小铜钱压好，祭祀时全部燃点。祭祀由长辈主持，按照尊卑长幼次序行三叩首礼，肃立，等待香烛欲尽，再行三叩首礼，即请香根，把星神码和钱粮放在庭院

第六章　庙会与养生

事先备好的钱粮盆中,同松木枝、芝麻秸焚化,燃放鞭炮。祭星的心理暗示使参与者自己置身于这一特定活动暗示的角色,并按这一角色实现了心理上的慰藉与调适,从而缓解了紧张情绪和压力,心情放松、舒畅,促进了健康,从而达到养生的效果。

白云观的罗天大醮也是有治人事天功能的法事活动。罗天大醮是道教斋醮科仪活动之一。"罗天"是三界之上的大罗天,"醮"是道教祭祀三清、四御、五星列宿的仪典。罗天大醮一般供奉1200醮位,主要为了护国佑民、消灾禳祸、祈福谢恩等。罗天大醮需搭设九坛奉祀天地诸神,上三坛称普天,中三坛叫做周天,下三坛是罗天。醮场内设有罗天总坛、皇坛、祈福坛、延生坛等,醮期可至七七四十九天。醮科包括福醮、祈安醮、水醮、火醮、王醮、九皇礼斗醮等。罗天大醮的主要科仪有焚香、开坛、请水、扬幡、宣榜、荡秽、请圣、摄召、顺星等。唐以后,国君遇大事或者大灾,一般会请道士在宫中或名山宫观举办大型道教斋醮活动,清代以后这种活动就相对少了。

此外,吕祖阁求签求药,东岳庙掸尘会等香会会众以神像上的尘土、供神的水或供物为"药"等,都是一种心理自我治疗与心理调适。由此可见,宗教信仰基础上的庙会法事活动本具养生之目的。无论我们信与不信,这种以宗教信仰为基础的庙会活动,无论是从心理暗示还是真的从仪轨中获得了神灵的护佑与加持,对于参与者而言,其养生功效都不容置疑。

考察庙会活动的流变,我们发现庙会本身也与时俱进,适应了不同时代人们的需求和养生活动。庙会从宗庙社稷郊祀场所的集会发展为兼民生日用商品交易的市会，再由敬天法祖的节令祀典而演变为百姓欢娱庆典的节会。庙会由最初的皇家祀官主导变成了后来的官吏、商贾、僧道与庶民等群体共同参与。其内容由单一的宗教祭祀活动演变为集宗教、商贸、演艺、游乐等为一体的综合社会活动，其活动场所由寺庙宫观延伸到了街道、广场、公园、旅游景区和会馆，最主要的是其养生内涵也由诚意正心的身国同治，演化为悦意适性和修身祈福以及形劳不倦的优游。可以说，庙会的魅力在于满足了人们的心理需要，使每个逛庙会的人都找到了乐趣。无论是庙会活动中沟通天地、治人事天的仪轨，还是赐福禳灾、调顺运气、祛病延年、升官发财的祈祷，或是充满生活气息的风味小吃、购物逛街、杂耍百艺都令人获得一种传统积淀下的心灵享受而乐在其中。正如《道德经》所言："见素抱朴，使民归于无欲。"这才是庙会养生的真谛与最高境界。

第七章

宫廷养生

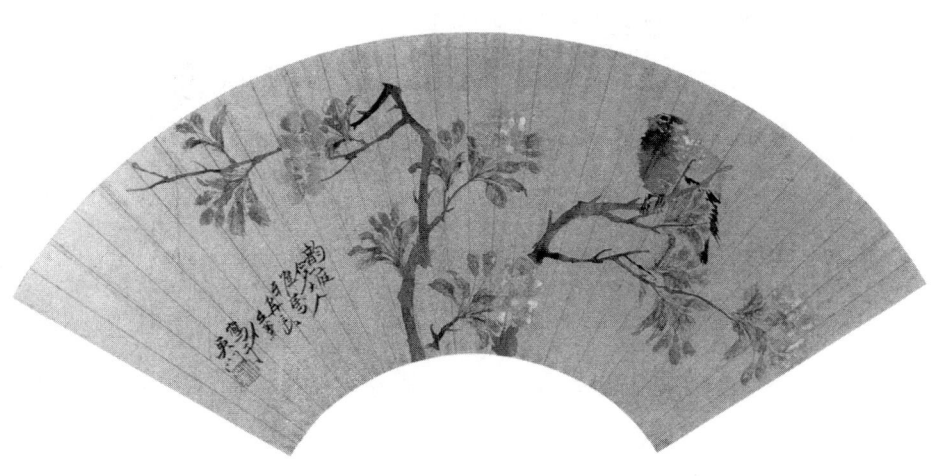

历史上，北京曾经生活着一类特殊的人群——帝王贵胄，他们是那个时代的贵族，是民众景仰的阶层、社会关注的焦点。高墙深宫遮蔽着的神秘所在，神秘人群的养生方式，历来备受关注。历代开国皇帝大都励精图治、习武健身，相对长寿；而其后世子孙一般都演绎着"一代不如一代"的历史事实，锦衣玉食、骄奢纵欲的帝王生活，消磨了他们的斗志，也摧垮了他们的身体。拨开历史的迷雾，随着宫廷档案等的逐渐揭秘，宫廷养生文化正在逐步被还原。

第七章 宫廷养生
Gong ting yang sheng

宫廷养生特点

帝王皇室是社会的特权阶级,享受着丰沃的资源,生活奢华精致,饮食起居有专人管理,医疗保健由太医院、御药房等机构负责。

"不治已病治未病"是宫廷养生保健的重要原则。宫廷有养生秘方、养生酒、养生茶、养生药膳、美容养颜方等,世人称之为"御用"。这些宫廷御用方药和茶酒也有传到民间为世人所效法的。宫廷饮食起居、体育运动、娱乐活动等都随节气、时令更换,较好地做到顺应天时养生。

皇室成员过着养尊处优的生活,然而他们中却鲜有高寿者,勾心斗角、冷酷压抑的宫廷生活,饮酒作乐、日夜笙歌的奢靡,是摧垮他们身体、扼杀他们生命的主要原因。

故宫

北京故宫始建于明永乐四年(1406年),是明、清两代的皇宫,是典型的中国古代建筑群,亦是一座宏伟的四合院式建筑群。

故宫的全部建筑分外朝、内廷两大部分,外朝建筑以太和殿、中和殿、保和殿三大殿为主，前面有太和门，两侧有文华、武英两组宫殿，四个门由午门（正门）、神武门（北门）、东华门（东门）、西华门（西门）组成。内廷建筑则以乾清宫、交泰殿、坤宁宫为主。大殿前一般陈设铜鹤和铜龟，象征长寿之义。两翼为养心殿、东西六宫、斋宫、毓庆宫，是封建帝王与后妃居住之所。后有御花园，园内有苍松翠柏、玲珑假山、楼阁亭榭，幽美而恬静，是专供帝后妃嫔们玩乐的所在。宫殿群体之外，以城墙围绕。紫禁城实际上就是一个建筑宏伟的四合院。

故宫的前三殿——太和殿、中和殿、保和殿，都有一个"和"字。"太和"、"中和"、"保和"，实际上是我们中国文化的精髓，也是我们养生文化的精髓，养生说到底就是要达到这三个"和"。

所谓太和就是大和，"大和"是目标，是最高境界。"中和"、"保和"是实现这一目标的方法和途径。做到大和首先要做到"中和"、"保和"。

中和，就是守中道。中医为什么要叫中医？实际就是中和的医学，是要协调、平衡阴阳，"中"是与邪相对的。一个人感受了邪气，就会患病。调到平衡、中和状态，病邪就去除了。人都有喜怒哀乐，七情六欲，我们应该怎样处理它们的关系呢？也要中和。《中庸》说："喜怒哀乐之未发，谓之中；发而皆中节，谓之和。"把喜怒哀乐、七情六欲放在中庸的状态下，不要过激也不要不及，那就达到了中和。

还有更重要的是"保和"，即保持"和"。要把"中和"变成一种习惯，按照"和"来做，才可以达到"顺应自然，调和阴阳"的目的。这就是紫禁城的"前三殿"给我们的

第七章 宫廷养生

启示。

紫禁城占地约72万余平方米，房屋近9000间，居住人口较多，环境卫生就显得很重要。宫廷卫生每天有专人打扫。清宫有专管宫廷修缮的机构：营造司，最初叫做惜薪司，顺治年间改称为内工部，康熙年间才叫做营造司。主要负责宫中沟渠的疏浚，清除杂草和宫中小型修补工程。另有掌防处，也负责庭院扫除，宫中房屋维护，夏天供水，冬天烧缸等事务。明清二朝，每年的十月份和三伏日，都要组织人拔除墙上杂草。立秋后，拔除三大殿和其余宫殿屋顶上的草、宫中疏浚水渠和洗刷防火铜、铁缸等都需择吉日进行。夏天宫内也搭凉棚防暑，冬天盖毡棚以保暖。

太医院

"医之道大矣，可以养生，可以全身，可以尽年，可以利天下与来世。"早在周代，我国就已经有宫廷医官制度。《周礼·天官冢宰》言："医师掌医之政令，聚毒药以供医事。岁终，则稽其医事，以制其食。"宫廷设置专门的医事机构，是为皇室健康负责的。

元代的医事制度基本沿袭前代，却又带有少数民族政权的特征。元代的医政管理机构是太医院，始建于元世祖忽必烈中统元年（1260年）。元代的太医院"总天下医政"，是国家最高医药卫生管理机关，各地医学、医官医户等都归它管辖。太医院下属机构有：医学提举司，掌管考试各路医生课义，试验太医教官，校刊名医撰述文字，辨验药材，教育

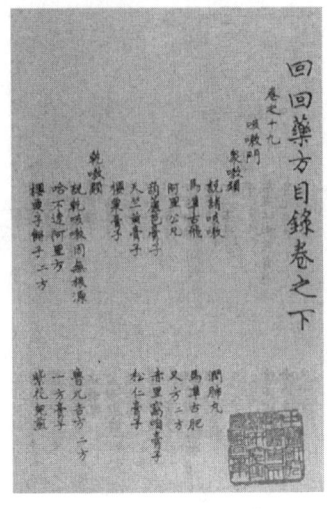

《回回药方》书影

太医子弟；官医提举司，掌管医户的差役，诉讼；至元七年（1270年）设广惠司，聘请阿拉伯医生加工制剂御用回回药物，专掌"修制御用回回药物及和剂，以疗诸宿卫士及在京孤寒者"；至元二十九年（1292年）在大都和上都各设一回回药物院，回回药物院也是掌管阿拉伯外来药物的机构，职掌回回药物；至元二十九年（1292年），又设"大都、上都回回药物院二……掌回回药事"；1322年拨隶广惠司，惠民药局，有慈善的性质，它的职责是制售成药，为贫民治病，经营方式带有商业性质，是由官府提供钞本用以放贷，将所得利息拿来制药，以惠及贫民。惠民药局遍布全国十一路，除了因为经营不善而罢革了十余年，一直开办到元朝灭亡。

值得一提的是，元朝的太医院是中国历朝以来医人官品最高的。中统元年正式设立太医院时，为正二品，给银印，在当时只有三公、中书令、丞相等一品官员才能授以银印。担任太医院提点的是荣禄大夫许国祯和光禄大夫王子俊，均为一品官阶，这是太医院级别最高的时候。后来经过历次改革，太医院级别虽有上下浮动，但即使是在

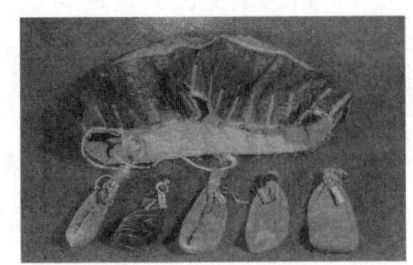

蒙药包

第七章　宫廷养生

至元二十年（1283年），太医院改成尚医监，改为正四品，改给铜印，为元代太医院地位最低之时，也比此前及以后各朝各代的医官品阶为高。可见蒙古人对医道的重视，并不以医为小道。

元朝统治者重视医道，首开医科科举考试，选拔医官，制定了对各类医生的考试制度，"程试科目各习经书"，类似现今的医学教育大纲，包括：大方脉科、杂医科、小方脉科、风科、产科兼妇人科、杂病科、眼科、口齿兼咽喉科、正骨兼金镞科、疮肿科、针灸科、祝由科、禁科等十三科。元代选拔医学教师很严格，譬如选拔医学教授就必须经过三道程序：医人提举司令业内推举，获选者提供个人资料和治验病例送审尚医监，再行考试，合格者方可上任。任上还要定期考试。

元代统治者把人分为十等，依次为：官、吏、僧、道、医、工、猎、匠、儒、丐。医生被列入第五等，高于儒生的地位，医生编成医户，其子弟世代承袭医业，即使后代有不学医的，也仍归太医院管辖。医户主要从事军医、狱医等差役，保证了战争时期能有稳定的医疗成员。

对于正在行医的医家，政府命令他们每月初一、十五两天在三皇庙前聚集探讨交流医术。除此之外，医生还需写下治验病历，交给医学教授考评优劣。这些活动对提高医生的医术是大有裨益的。

明代的医学制度，多承袭元制而略有损益。太医院主要为皇室服务，成了名义上的全国最高医药行政与管理机构，宫廷以外的医事管理职能均由地方机构来承担。

明代的医学分科与元代相比，去掉了禁科、风科、杂科，增加了伤寒、金镞、按摩科。《明史》卷七十四《太医院》云："太医院掌医疗之法，凡医术十三科，医官医生医士专科肄业，曰大方脉、曰小方脉、曰妇人、曰疮疡、曰针灸、曰眼、曰口齿、曰接骨、曰伤寒、曰咽喉、曰金镞、曰按摩、曰祝由。"

两京太医院是明代医事制度上的一大特色。在北京和南京均设太医院，这是与明代的两京制度分不开的。明代的都城有两座，京师北京和留都南京，规定两京均为中央机构，机关单位建制相仿；但实际上，南京政府机构规模和权力是无法同北京相比的，部分机构只是虚设。所以南京太医院比北京太医院地位要低一些，规模远远小于北京太医院。

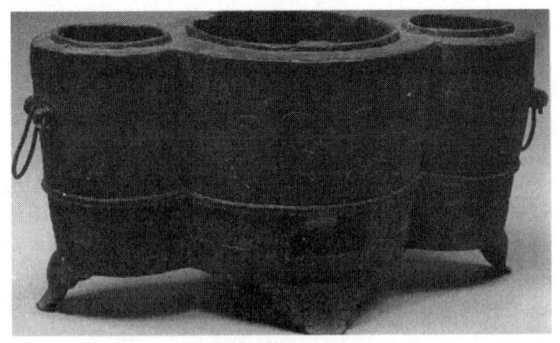

明代太医院铜药炉

明代典药局负责东宫皇太子的医疗保健服务。明洪武二年（1369年）八月始建东宫典药局，设有"郎一人、丞二人、内使十人"。明代王府良医所则为各地藩王服务。安乐堂、月子房、净乐堂等，专为内宫嫔妃、宫女及太监们的生老病死服务。

清代医事制度多沿袭明朝旧制。清代太医院始建于顺治元年（1644年）。太医院署内悬挂着康熙御赐院判诗："神

第七章 宫廷养生

圣岂能再,调方最近情。存诚慎药性,仁术尽平生。"清代太医院始设大方脉、伤寒、妇人、小方脉、痘疹、口齿、咽喉、眼、疮疡、正骨、针灸等共十一科。嘉庆二年(1797年),将咽喉与口齿、痘疹与小方脉各合为一科。道光二年(1822年),废针灸科,源于帝王认为"针刺火灸究非奉君之所宜"。同治五年(1866年),将伤寒、妇人二科归入大方脉,值此清代太医院分科仅剩五科。清太医院为五品衙门,医务人员都有相应的职位。太医的职责是为皇帝及其家属、亲随治病,兼任保健医生。

御药房

明初始建尚药局,洪武六年(1373年)改尚药局为御药局,习称御药房。御药房负责御用药材、药品的收贮和管理、开列处方、药饵的配制、煎煮等事项。《酌中志》云:"职掌上用药饵,与太医院相表里。……祖宗以来,无敢有闲人入药房者,防至密也。……凡圣体违和,传放御医。至日,四人或六人吉服入宫,不论冬夏,必

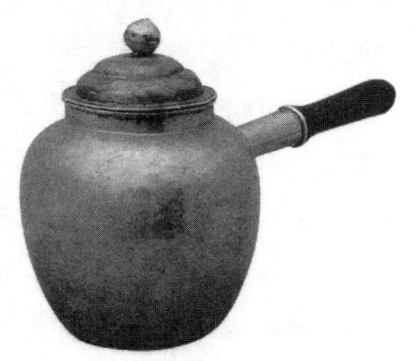

明代御药房金罐

于殿门之内设炭火一盆,中焚苍术杂香,人人从盆上入。叩头毕,第一员膝行跪诊左手,第二员跪诊右手,仍互更再诊毕,各将圣恙大略,面奏数言,出至圣济殿,计药开方,具

本。御药房用金罐煎进之，罐口以'御药谨封'缄之。"

明代多数帝王好服丹药，明宫中还设有专门炼丹的处所。《酌中志》云："养心殿之西南，曰祥宁宫。宫前向北者，曰无梁殿，系世庙烹炼丹药处。"

清宫御药房是宫廷祭飨三皇和供应宫内所需药物的采办、储存、炮制及各型成药加工制备的机构，一般医官诊病开具处方后就到内药房取药。

宫廷运动与娱乐

◎ 狩猎与骑射

蒙古贵族入主中原以后，仍然保持传统的狩猎习惯。每年的春秋二季，蒙古帝王率领宗亲贵族、王公大臣等，带领大批鹰房、打捕猎户去狩猎。

满族贵族"以弧矢威天下"。建国之初，就把训练八旗子弟的骑射技术作为一件国家大事来抓，清朝的武举考试要考马、箭、刀、石。帝王家重视子弟的骑射技术，一方面可以强身健体，另一方面可以保家卫国。

清圣祖康熙皇帝教训皇子们每日必须修炼骑射，说："朕谨识祖宗家训，文武要务并行，讲肄骑射不敢少废，故令皇太子、皇子等既课以诗书，兼令娴习骑射。"乾隆皇帝也说："弓矢乃八旗旧俗，而神武实万世之家风。"按照清朝制度，宗室习射，由亲王至闲散宗室十岁以上成员组成左右两翼，左翼以每月初七、十七、二十七日，右翼以每月初

> **小贴士**
>
> 元人王恽《秋涧集》卷六描述了狩猎盛况："一声画鼓肃霜威，千骑平岗卷晴雪。……马蹄蹴縻欻左兴，赤绦撒鏃惊龙腾。锦云一纵飞尘起，三军耳后秋风生。"

二、十二、二十二日，在镶黄旗教场演习骑射，爱新觉罗成员也必须参加。康乾盛世，"木兰秋狝"就是清代皇室成员及王公大臣在塞北举行的大型骑射围猎活动。

蒙古人喜欢摔跤，草原上有名的摔跤手，被称为"孛可"（力士）。元代宫廷的勇校署，有百多位职业摔跤手，经常为帝王表演摔跤。

摔跤是满族人传统的体育项目。清康熙年间成立了善扑营，挑选八旗勇士入营，演习摔跤、骑射等技艺。清宫经常举办一些较大规模的摔跤比赛。

◎ 冰嬉

冰嬉亦称"冰戏"。冰嬉在宫中是很时髦的游戏。每到冬天，紫禁城西侧的太液池（包括今天的北海和中南海）就成为明代皇家理想的冰嬉场所。明天启帝朱由校非常喜欢冰嬉，《明宫杂咏》记载了当时冰嬉的情形："北风吹冻液池波，树里遥闻唤渡河。两岸丝绳齐努力，胡床安稳一经过。琉璃新结御河水，一片光明镜面菱。西苑雪晴来往便，胡床稳坐快云腾。"

冰嬉是清朝皇家冬季消遣的一项重要体育活动。故宫博物院所藏的《冰嬉图》描绘的就是清朝时宫廷冰嬉的盛大场面。冰嬉多在春节时集中表演。

清统治者认为冰嬉可以"以阅武事，而修国俗"，所以冰嬉在清代也是一个军训项目，称为"跑冰"。清代规定，每年冬至到三九，在北京西苑三海校阅八旗跑冰。冬至节后，皇帝就到瀛台等地方看表演冰嬉。为皇帝表演的清代宫廷冰嬉活动主要有：速度滑冰、技艺滑冰、冰球比赛等。乾隆年间，发展了"冰上蹴鞠之戏"（冰上足球）作为禁卫军的训练项目，以此增强禁卫军的身体素质，提高士兵的战斗力，培养果敢、协作精神。

◎ 马球与蹴鞠

元朝时期，打马球成为宫廷每年都要举行的大型运动，一般在端午和重阳时举行。《析津志》言："击球者，今之故典。而我朝演武亦自不废。"除大都外，其他地方也进行打马球活动。"如镇南王之在扬州也，于是日王宫前列方盖，太子、妃子左右分坐，与诸王同列。执艺者上马如前仪，胜者受上赏，罚不胜者，若纱罗画扇之属。此王者之击球也。其国制如此。"

明代帝王也喜欢打马球，比如明成祖朱棣、成化帝朱见深和正德帝朱厚照等都很喜欢打马球，也喜欢观看别人打球。

蹴鞠是明代宫廷内比较受欢迎的体育活动。故宫博物院藏有明代《宣宗行乐图》，其中有一段描绘的就是明宣宗朱瞻基观看太监表演蹴鞠场景。

◎ 宫廷乐舞

元朝设太常寺，后改名太常礼仪院，"掌大礼乐、祭享宗庙社稷、封赠谥号等事"。专门设立仪凤司，"掌汉人、回回、河西三乐细乐；每色各三队，凡三百二十四人"，负责安排节日、庆典等的演出。元代宫廷演出的场面一般很大，还经常传唤当时的著名演员进宫表演，以满足帝王后妃的声色之娱。元代宫廷经常演出杂剧，每年二月十五日早上，皇

第七章　宫廷养生

后三宫六院诸王妃齐聚内廷，中贵侍卫等人呈上戏剧。皇帝后妃同诸王公大臣，一起欣赏仪凤司的乐工表演，乐工们"竭其巧艺呈献，奉悦天颜"。

元代宫廷舞蹈呈现出鲜明的民族风格，同时也沿袭了一些宋代宫廷舞蹈的旧制。例如仍由乐队进行表演，不同的节日演奏一些特定的曲目。比如太庙祭祀演奏《崇德之舞》和《定功之舞》；元旦仪式上演奏《乐音王队》；帝王生日或者天寿节时演奏《寿星队》等。使用的乐器有琵琶、筝、胡琴、方响、笙、箜篌、箫、鼓、羌笛、拍板等。

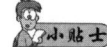

小贴士

滦京杂咏

元·杨允孚

仪凤令官乐既成，
仙风吹送下蓬瀛。
花冠簇簇停歌舞，
独喜箫韶奏太平。

元代宫廷中曾经风行一种叫做"十六天魔"的舞蹈，来源于西域，是西番僧献给元代帝王的，带有藏传佛教密宗色彩，由十六名艳丽无比的宫女扮成菩萨进行表演。这种舞蹈很有可能在成吉思汗时代就已经出现在宫廷中，元顺帝对天魔舞到达了痴迷的程度。明代初年朱宥有诗曰："背番莲掌舞天魔，二八娇娃赛月娥。本是河西参佛曲，把来宫苑席前歌。"吟咏的就是天魔舞。元顺帝是元朝的末代皇帝，"时帝（元顺帝）怠于政事，荒于游宴，以宫女三圣奴、妙乐奴、方殊奴等一十六人按舞，名为十六天魔"。后人把他对天魔舞女的迷恋与元朝的灭亡联系在一起，所以又把"十六天魔"舞称做亡国乐舞。

明代宫廷演戏有专门的机构负责管理：钟鼓司和教坊司。宫中演戏的场所经常设在玉熙宫。宋元杂剧、明代传奇、民间流行的弋阳腔、海盐腔和昆曲等都曾经在明代宫廷中演出过。为了听新鲜的曲目，帝王们不仅要求内廷相关人员到民间购买新书，引进新剧本，还经常召见民间艺人进宫演出。

明代帝王所好戏目也是各有不同。天启帝朱由校尤其喜欢武戏，经常在懋勤殿看戏，所点戏本也多是岳武穆戏文，比如《金牌记》。每当演员演到疯魔和尚骂奸相秦桧的时候，魏忠贤等奸臣经常避而不视，左右大臣都暗暗发笑，天启帝亦不以为然。崇祯帝朱由检同样喜欢看戏，他经常到玉熙宫设宴观看过锦水嬉之戏。

清代成立了升平署，主要负责清宫帝后看戏的组织安排活动。清宫挑选太监学唱戏，称内学学生，也挑选民间名伶进宫应差，称为外学学生。据中国第一历史档案馆所存档案记载，清末北京各大戏班有名的演员都曾经进宫为帝后唱戏。光绪皇帝不仅喜欢听戏，自己还常登台演唱。宫中所唱戏曲，有京剧、昆曲、秦腔等不同剧种。所唱剧目则随场合不同、时节不同而有所变化。比如元旦演"喜朝五位"、"岁发四时"等；端阳节演"渔家言乐"、"正则成仙"等；中秋节演"丹桂飘香"、"霓裳献舞"等；重阳节演"九华品菊"、"金仙奏乐"等；寿诞时演"福禄天长"、"添寿称庆"等。

◎ 书画

书法绘画是中华民族最独特的艺术，是中华民族的文化亮点，也是充满乐趣和养生智慧的艺术。书法绘画需凝神定气，讲究力度风骨，既锻炼筋骨，畅通气血，又可以怡情养性，寓静于动，是健身防病、延年益寿的养生之法。

明代帝王很重视书画。"工欲善其事，必先利其器。"帝王既然擅长书画，对文具的质量要求就很高。明宫廷规定，每月十四、二十四日两次进贡御笔各二十管，均是上乘毛笔。

第七章　宫廷养生

东晋书法家王羲之的书法博采众长，超越群品，自成一家，其《兰亭序》气势雄秀，出于天然，被历代书家推为"行书第一"。洪熙帝朱高炽最喜欢临摹《兰亭序》。万历帝朱翊钧除常临摹王羲之的作品，譬如《兰亭序》《鸭头帖》等，还临摹虞世南、米芾的作品，万历帝书法造诣颇高，时人赞其御墨挥洒，有"凤骞龙翔之妙"。

宣德帝朱瞻基书法学颜真卿，故宫现存有他的作品。他的画比较富有生活情趣，画一些可爱的小动物、栩栩如生的花草等，都是宣德帝很擅长的。成化帝朱见深擅长画竹菊梅兰和神像等，他的画时时呈现出超凡脱俗的意境。

清朝的康熙帝、乾隆帝等都爱好书画，皆有上乘之作传世。

◎ 斗蟋蟀、斗鸡

斗蟋蟀和斗鸡是我国一种传统的娱乐形式，在古代很盛行，其娱乐养生之风一直延续到清代。斗蟋蟀和斗鸡可以看做是古代角力型游戏的一种，这一类游戏在养生功能上有相似之处。蟋蟀和鸡都要经过严格挑选、精心培育，使其能征善战，在战场上相互搏击，以此娱乐观众、陶冶情趣。《战国策·齐策》说："临淄之中七万户……其民无不吹竽、鼓瑟、击筑、弹琴、斗鸡、走狗、六博、蹋鞠者。"可见先秦时期，上自国君，下至百姓，都把斗鸡作为调节生活和娱乐身心的一个重要方法。斗蟋蟀和斗鸡也被视为夸豪斗胜的手段。古人云："玩物丧志"，从事"斗蟋蟀"、"斗鸡"这类的娱乐养生活动，宜适度而止。

明代皇帝最喜欢养蟋蟀、斗蟋蟀的大概要数宣德帝朱瞻基。宣德帝嗜好斗蟋蟀，对此项活动如痴如醉，据说他一听见蟋蟀的声音，就像馋猫看见老鼠一样"踊身疾趋"。所以当时的人送了他一个绰号，叫做"蟋蟀天子"。

明代宫廷喂养蟋蟀成风，故宫博物院藏有很多明代蟋蟀罐制品，造型美观，制作精良。明代人沈氏《敝帚斋余谈》中说："宣德时，最娴蟋蟀戏，因命造蟋蟀盆。今宣窑蟋蟀盆，状甚珍重，其价不减宋宣和也。"宣德帝朱瞻基斗蟋蟀使用过的宝盆简直就是无价之宝，天下可以说是无一蟋蟀爱好者使用的器具能与之争锋。

明代宫廷内臣除了好斗蟋蟀，还有喜欢斗鸡的，甚至开设了斗鸡场。

清宫也有养蟋蟀、斗蟋蟀的，宫中已能人工孵育蟋蟀。

◎ 饲养宠物

饲养宠物并非只是普通百姓的爱好，帝王贵胄也有雅好此道者。元代宫廷中设有灵囿，饲养着各种珍禽异兽，以供观赏。元代帝王特别喜欢猎鹰，忽必烈专门在宫殿修建了鹰房。林语堂《辉煌的北京》说："驯鹰也很流行，特别是在蒙古人统治的元朝，忽必烈汗在他的宫殿西部建有鹰房。当时的王公子弟也都有各自的猎鹰。"

明宫有牲口房、百鸟房、猫儿房等。牲口房饲养珍禽异兽，包括虎、豹等。还有专门的驯象机构，包括宫廷中的演象所和锦衣卫的驯象所。百鸟房中"海外珍禽，靡所不备"，养得最多的是鸽子。翊坤宫设有专门的放鸽台，用于饲养最好的鸽子。还设有猫儿房，《酌中志》记载："猫儿房近侍三四人。专饲御前有名分之猫。凡圣心

第七章　宫廷养生

所钟爱者，亦加升管事职衔。牡者曰'某小厮'，骟者曰'某老爷'，牝者曰'某丫头'。候有名封，则曰'某管事'，或直曰'猫管事'。亦随中官数内关赏。凡皇子女婴孩时，多有被猫叫得惊风薨天者，有谁敢言？或只于所居近处禁止几年可也。说者曰：祖宗为圣子神孙，长育深宫，阿保为侣，或不知生育继嗣为重，而宠注于一人，未能溥贯鱼之泽，是以养猫养鸽，复以螽斯、百子、千婴名其门者，无非藉此感动生机，广胤嗣耳。"宫中饲养宠物，一则为消遣，二则猫、鸽等动物生育旺盛，皇家欲借此感触生机，繁衍子孙。嘉靖帝是明帝中最爱猫的。

清代爱新觉罗家族喜欢乌鸦，把乌鸦看做他们家族的神鸟和吉祥鸟，紫禁城经常有乌鸦云集。乾隆帝喜欢鹞鹰等猛禽，还曾作诗描写鹞鹰的生活习性、能力等。

宫廷节令习俗

宫廷节令习俗除与民间同俗之外，还有一些独特的习俗，比如酬神祭天等。同时，宫廷节令饮食亦极尽奢华。

◎ 春节

岁末，元代宫廷中会举办脱旧灾、驱邪、迎新福等活动。《元史》记载："每岁，十二月十六日以后，选日，用白黑羊毛为线，帝后及太子，自顶至手足，皆用羊毛线缠系之，坐于寝殿。蒙古巫觋念咒语，奉银槽贮火，置米糠于其中，沃以酥油，以其烟熏帝之身，断所系毛线，纳诸槽内。又以红帛长数寸，帝手裂碎之，唾之者三，并投火中。即解所服衣帽付巫觋，谓之脱旧灾、迎新福云。"

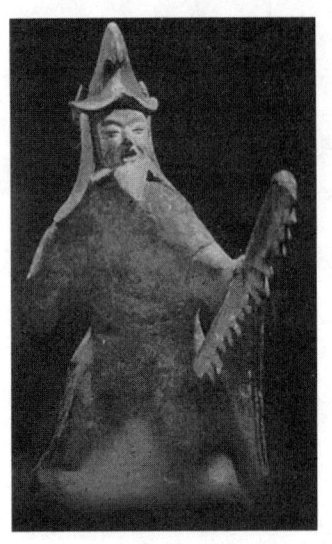

萨满巫师

蒙古族信仰萨满教，"蒙古巫"通常都是萨满巫师。元代，皇帝祭祖、祭太庙、驾幸上都等，都以萨满主祭。萨满巫师兼幻人、解梦人、卜人、星者、医师于一身，擅长以占卜断吉凶。每遇战事、家国大事，都请萨满进行占卜。萨满巫师治病主要通过巫术来驱逐恶魔。据说恶魔被驱逐后，病人就能恢复健康。

年末，元宫廷中驱邪则请西番咒师，其仪式如下：供羊、马、牛、酒等祭物，陈设于殿庭。请咒师数人，奏梵乐念咒。在桶中放置各种肉，两人抬而出殿前，一人手持黑旗在前面，出红墙门后，围绕各宫绕旋，从隆福宫、兴圣宫出，驰马击鼓举铙奔走，出顺承门外二里左右，把桶中肉抛撒以济人。

明代，十二月初八日，宫中不但喝腊八粥，还将腊八粥供于佛圣前、户牖、园树、井灶之上，互相馈送腊八粥。腊月二十四日为宫中祭灶之日。祭灶之后，宫眷内臣，即穿葫芦景补子及蟒衣。家家都蒸点心，储生肉，以备过年之用。腊月三十日，互相拜祝，名曰"辞旧岁"。同时宫廷奏乐，鼓乐喧天，允许大吃大喝，以示庆贺之义。《酌中志》记载："（三十日）门旁植桃符板，将

第七章　宫廷养生

军炭，贴门神。室内悬挂福神、鬼判、钟馗等画。床上悬挂金银八宝、西番经轮，或结黄钱如龙。簷楹插芝麻秸，院中焚柏枝柴，名曰'熰岁'。正月初一日五更起，焚香放纸炮。"立春的前一日，顺天府于东直门外"迎春"，凡勋臣、达官、武士皆赴春场跑马以较优劣。春节期间达官仕宦往往饮食更为丰富，适当运动既可消食，又可活动筋骨。此跑马迎春活动颇具健身价值。

明宫内元宵节观灯，灯市更加繁华，皇室成员和皇亲国戚皆登楼玩看，场面颇为壮观。二月二日，明宫各宫门撤掉春节期间安放的各种彩桩，以示春节的结束。

清代春节，宫中腊月初八日煮腊八粥，粥分给各王公大臣。除夕之夜放鞭炮，举行接神礼，接的神仙是腊月二十三日上天向玉皇大帝汇报善恶的灶王爷。宫中亦有"踩祟"习俗。元旦在坤宁宫举行祭祀跳神活动，向天地四方、神佛祖宗烧香祭拜。清代自乾隆年始，每年的正月十五，在圆明园宫门前宴请各国使节，节目有八旗兵演练马术、傍晚舞灯等。

◎ 清明节

元时清明节，元宫中举行盛大宴会。寒食、清明前后，内廷士庶皆以荡秋千为乐。

明代清明节，宫中有插柳和荡秋千的习俗。《酌中志》记载："清明，则'秋千节'也，戴杨枝于髩。坤宁宫后及各内宫，皆安秋千一架。"宫廷眷属可以出宫游玩或去庙里进香。帝王则驾幸回龙观等地观赏海棠。清明时，明宫中还要疏浚各宫沟渠，刷换铜缸，以备蓄水。

◎ 端午节

元代宫廷端午节，宫中举行射柳活动。

明代宫廷端午节，依然是饮朱砂、雄黄、菖蒲酒，吃粽子，门旁悬挂菖蒲、艾叶，举办龙舟竞渡、赛马等体育活动。《酌中志》记载："五月初一日起至十三日止，宫眷内臣穿五毒艾虎补子蟒衣。门两旁安菖蒲、艾盆，门上悬挂吊屏，上画天师或仙子、仙女执剑降五毒的故事，如年节之门神焉悬一月方撤也。初五日午时，饮朱砂、雄黄、菖蒲酒，吃粽子，吃加蒜过水面。赏石榴花、佩艾叶，合诸药，画治病符。圣驾幸西苑，斗龙舟划船，或幸万岁山前插柳，看御马监勇士跑马走解。"

清顺治康熙年间，端午节帝王宫官们泛舟西苑太液池，雍正、乾隆年间在圆明园福海举行龙舟竞渡。

◎ 重阳节

九月重阳，元代宫中举办菊会。《析津志》言："宫中菊节，自有常制。"重阳节帝王驾幸万岁山或兔儿山、旋磨台等处登高。每年十月元代宫廷要举行隆重的射箭"国典"。"十月，皇城东华门外，朝廷命武官开射圃，常年国典。"这是很有民族特色的运动。

明代宫眷内臣自九月初四日换穿罗料重阳景菊花补子蟒衣。吃迎霜麻辣兔、菊花酒。从这个月开始宫中糟瓜茄，糊房窗，制诸菜蔬，抖晒皮衣，制衣御寒。

重阳节，清宫吃菊花火锅和菊花糕，宫眷内臣还可外出登高。

第七章 宫廷养生

宫廷饮食

◎ 元代宫廷饮食

元朝宣徽院下设光禄寺,"掌起运米曲诸事,领尚饮、尚酝局,沿路酒坊"等,是负责宫廷饮膳等的专门机构。元代宫廷饮食很有民族特色,肉类以羊肉为主。皇帝的"御膳",每日"例用五羊"。末代皇帝顺帝"自即位以来,日减一羊",每日用四只羊,被视为贤明之举。《饮膳正要》配方以羊品为主料。即使"聚珍异馔",也要突出羊肉的分量。

米粥是蒙古人的主要饮食之一,元宫中常吃的粥品有乞马粥、汤粥、粱米淡粥、河西米汤粥等。《饮膳正要》云:"乞马粥:补脾胃,益气力。羊肉(一脚子,卸成事件,熬成汤,滤净)、粱米(二升,淘洗净)。用精肉切碎乞马,先将米下汤内,次下乞马、米、葱、盐,熬成粥,或下圆米,或折米,或渴米皆可。汤粥:补脾胃,益肾气。羊肉(一脚子,卸成事件)熬成汤,滤净,次下粱米三升,作粥熟,下米、葱、盐,或下圆米、渴米、折米皆可。粱米淡粥:补中益气。粱米二升。先将水滚过,澄清,滤净,次将米淘洗三、五遍,熬成粥,或下圆米、渴米、折米皆可。河西米汤粥:补中益气。羊肉(一脚子,卸成事件)、河西米(二升)。右熬成汤,滤净,下河西米,淘洗净,次下细乞马、米、葱、盐,同熬成粥,或不用乞马亦可。"

《饮膳正要》记载,作为"食疗"的粥有羊骨粥、羊脊骨粥、猪肾粥、枸杞羊肾粥、山药粥、酸枣粥、生地黄粥、荜茇粥、良姜粥、吴茱萸粥、莲子粥、鸡头粥、桃仁粥、萝卜粥、马齿苋粥、小麦粥、荆芥粥、麻子粥等。

◎ 明代宫廷饮食

明代皇家的膳食讲究至极，尤其是明代中后期，宫廷饮食制作精致，品种十分丰富。宫中有司礼监、尚膳监、甜食房、酒醋麦局、御酒房、御茶房等机构专门管理宫中膳食。

甜食房负责经手造办一切甜食。每年农历七月十五进献佛波罗蜜，也是甜食房制造。

御酒房专门制造竹叶青等各样宫廷用酒，还负责备办各种下酒佐物，比如糟瓜茄、干豆豉等，御酒房制作的干豆豉味道醇美，堪称技艺上乘之作。

御茶房则负责管理宫廷用的茶酒、瓜果等。

明代天启以前，皇帝每日所进膳食都由司礼监掌印、秉笔、掌东厂者轮办。天启以后，改由尚膳监管理。万历十三年，则又改遵祖制，仍由司礼、掌印、掌厂、秉笔等轮流办膳。

宫廷饮食强调节令时鲜食品的摄入，以补养身体。明万历年间司礼太监刘若愚在《酌中志》中记录了许多膳食习俗。据《酌中志》记载，正月"饮椒柏酒，吃水点心，即扁食也。……所食之物，如曰百事大吉盒儿者，柿饼、荔枝、圆眼、栗子、熟枣共装盛之。又驴头肉，亦以小盒盛之，名曰'嚼鬼'，以俗称驴为鬼也。……十五日曰上元，亦曰元宵，……斯时所尚珍味，则冬笋、银鱼、鸽蛋、麻辣活兔，塞外之黄鼠，半翅鹖鸡，江南之蜜罗柑、凤尾橘、漳州橘、

第七章　宫廷养生

橄榄、小金橘、风菱、脆藕、西山之苹果、软子石榴之属，水下活虾之类，不可胜计。本地则烧鹅、鸡、鸭、猪肉，冷片羊尾、爆炒羊肚、猪灌肠、大小套肠、带油腰子、羊双肠、猪脊肉、黄颡管儿、脆团子、烧笋鹅、爆腌鹅、鸡、鸭、煤鱼、柳蒸煎燂鱼、煤铁脚雀、卤煮鹌鹑、鸡醢汤、米烂汤、八宝攒汤、羊肉猪肉包、枣泥卷、糊油蒸饼、乳饼、奶皮、烩羊头，糟腌猪蹄、尾、耳、舌，鹅肫掌。素蔬则滇南之鸡㙡，五台之天花羊肚菜、鸡腿银盘等蘑菇，东海之石花海白菜、龙须、海带、鹿角、紫菜，江南乌笋、糟笋、香蕈，辽东之松子，蓟北之黄花、金针，都中之山药、土豆，南都之苔菜、糟笋，武当之鹰嘴笋、黄精、黑精，北山之榛、栗、梨、枣、核桃、黄连、芽木兰、芽蕨菜、蔓菁，不可胜数也。茶则六安松罗、天池，绍兴芥茶、径山茶、虎丘茶也。凡遇雪，则暖室赏梅，吃炙羊肉、羊肉包、浑酒、牛乳。先帝最喜用炙蛤蜊、炒鲜虾、田鸡腿及笋鸡脯，又海参、鳆鱼、鲨鱼筋、肥鸡、猪蹄筋共烩一处，恒喜用焉"。

二月"食河豚，食芦芽汤，以解其热。各家煮过夏之酒。此时吃鲊，名曰'桃花鲊'也"。

三月"二十八日，东岳庙进香，吃烧笋鹅，吃凉饼，糯米面蒸熟，加糖、碎芝麻，即糍粑也。吃雄猪腰子，大者一对可值五、六分，传云食之补虚损也"。

四月"牡丹盛后，即设席赏芍药花也。初八日，进'不落荚'，用苇叶方包糯米，长可三、四寸，阔一寸，味与粽同也。是月也，……吃笋鸡，吃白煮猪肉，以为'冬不白煮，夏不燶'也。又以各样精肥肉，姜蒜锉如豆大，拌饭，用莴苣大叶裹食之，名曰'包儿饭'。……二十八日吃白酒、冰水酪"。

十月"初四吃羊肉、爆炒羊肚、麻辣兔、虎眼等各样细糖。凡平时所摆玩石榴等花树，俱连盆入窖。吃牛乳、乳饼、奶皮、奶窝、酥糕、鲍螺，直至春二月方止"。

明代宫廷饮食，体现了饮食顺应春生、夏长、秋收、冬藏的四时时令特点。宫廷饮食不乏奇珍异馔，讲究营养，注重各种新鲜蔬菜和水果的摄入。在进食时鲜蔬菜水果时宫廷有一套固定的程式。例如，四月尝樱桃，以为此岁诸果新味之始。四月二十八日取新麦穗煮熟，剥去芒壳，磨成细条食之，名曰"稔转"，以尝此岁五谷新味之始。夏至伏日，吃"长命菜"，即马齿苋。六月六日，嚼"银苗菜"，即藕的新嫩秧。立秋日，吃莲蓬、藕等时鲜菜品和喝莲子汤。七月十五中元节，甜食房进献佛波罗蜜。八月蟹始肥，宫眷内臣吃蟹。八月"自初一日起，即有卖月饼者。加以西瓜、藕，互相馈送。至十五日，家家供月饼、瓜果，候月上焚香后，即大肆饮啖，多竟夜始散席也。如有剩月饼，仍整收于干燥风凉之处，至岁暮合家分用之，曰'团圆饼'也"。十一月冬至节以后，宫中饮食要求营养丰富，且具御寒和强身双重功效，因此增加了肉类食品的比例。十一月冬至节以后，"（吃）糟腌猪蹄尾、鹅脆掌、羊肉包、扁食馄饨，以为阳生之义。冬笋到，则不惜重价买之。是月也，天已寒，每日清晨吃辣汤，吃生炒肉、浑酒，以御寒"。十二月开始准备年货，"初一日起，便家家买猪，腌肉，吃灌肠，吃油渣卤煮猪头，烩羊头、爆炒羊肚、煠铁脚小雀加鸡子、清蒸牛白、酒糟蚶、糟蟹、煠银鱼，醋熘鲜鲫鱼、鲤鱼。钦赏腊八杂果粥米"。

第七章 宫廷养生

饮酒则正月饮椒柏酒。五月端阳节午时饮朱砂、雄黄、菖蒲酒。八月始造新酒。九月，饮菊花酒。冬至节以后则饮浑酒，以避寒。

◎ 清代宫廷饮食

清宫御膳以满族传统饮食为基础，不断吸收、融汇多民族的饮食精华，使其成为封建社会末期极具特色的饮食文化。

清代宫廷饮食由隶属于内务府的御膳茶房专门管理，御膳茶房包括膳房和茶房，膳房又有内外之分，职责各不相同。掌关防管理内管领事务处负责采办宫中所需五谷、蔬菜、果品、酒醋等。

清宫有一套严格的日常饮膳制度和节庆筵宴制度。皇室成员每人依身份等级的不同，均有固定的日常饮食份额。仅以皇帝而言，《国朝宫史》记载：皇帝每天盘肉二十二斤、汤肉五斤、猪肉一斤、羊二只、鸡五只、鸭三只，白菜、菠菜、香菜、芹菜、韭菜等共十九斤、萝卜（各种）共六十个、包瓜、冬瓜各一个、苤蓝、干闭、蕹菜各五个六斤，葱六斤，玉泉酒四两，酱和清酱各三斤，醋二斤。早、晚随膳饽饽八盘，每盘三十个。当然一个人是吃不了这么多的，只不过是讲究排场，帝后们随便尝尝，剩下的多用于赏赐太监和宫女了。宫廷膳食可谓品种繁多，既有膏粱厚味，也有清淡之品，其中更不乏奇珍异味。

清宫御膳除追求普通膳食的色、香、味特点外，更注重对人体的食疗保健作用。清宫饮食中常可见到具有滋补作用的药膳和强身健体的菜肴。如鹿筋苔拆肉、烘鹿肉、山药鸭羹、口蘑萝卜白菜……其中鹿肉可强肾壮体，山药能益气养阴、补脾肺肾，萝卜可止咳平喘、消滞化积。宫廷滋补特别注重随季节调整，冬天吃火锅，夏天喝绿豆粥，酒补药补也随不同的季节来安排。

清代宫廷筵席主要由光禄寺承办。光禄寺掌"燕劳荐飨之政令，辨其品式，稽其经费。凡治具，则戒其属以供事"。宫廷宴请名目繁多，规模宏大，筵宴就包括元旦、万寿节、冬至节、千秋、千叟、凯旋、皇帝大婚、皇子婚礼、公主下嫁等多种类型，大型御宴人数有时达数千人。

满族作为北方的游牧民族，乳品是日常饮用之品，入关后仍视牛乳为美味佳肴和保健美容佳品。清代皇帝及皇室中的大多数成员都喜欢喝牛奶，清代帝后皇子每日都依定制供给牛奶。

奶茶则不仅为皇室成员所喜欢，也是清宫祭神、宫廷筵享的礼品。光禄寺负责承办宫中奶茶的熬制。每祭神祖，均献奶茶以表敬意。宫廷筵宴还将赐奶茶作为隆重的礼仪制度。宫廷筵宴中有进馔、进茶、进酒的仪式。外藩王公觐见皇帝时，宫廷也有赐茶礼仪，一般赐以奶茶。

清宫设有御茶房，负责御用茗饮果品，承应节令宴席的操办。清宫用茶多喜烹煮，用优质泉水注入银壶，把水烧开，水沸时投茶，稍煮片刻离火，再温一会。有时还加入牛奶。清宫用茶之水一般是北京西山玉泉水。玉泉主要由八个泉组成，《水品》中有记载："（玉泉山泉）莹彻照映，其水甘洁，上品也。"《饮膳正要》说："（玉泉水）甘平，无毒。治消渴，反胃，热痢。今西山有玉泉水，甘美味胜诸泉。"清乾隆帝把它封为"天下第一泉"。他说："水之德在养人，

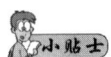

《国朝宫史》载："理藩院尚书引陪臣，自乾清宫右门入，趋西阶，升丹陛上，北面行三跪九叩礼，毕。理藩院尚书引入殿西门，于班末一叩，坐。赐茶，尚茶，以茶案由中道进，至檐下，进茶大臣恭进皇帝茶，王以下暨茶陪臣咸行一叩礼，侍卫等分赐茶，各于坐行一叩礼，饮讫，复叩，坐如初。"

第七章 宫廷养生

其味贵甘,其质贵轻。"玉泉水是明清二朝皇宫饮用水源。皇帝每日膳食中有专供玉泉水十二罐,茶叶七十五包(每包二两)。宫廷饮茶随季节不同而选用不同茶叶。如夏季以绿茶为主,冬季则以红茶为主。

清宫常用酒主要有:莲花白酒、竹叶青、玉泉酒、葡萄酒、屠苏酒、苦露酒、乳酒、龟龄酒等。其中莲花白酒是清廷常用滋补药酒。用莲花蕊配黄芪、当归、五加皮、砂仁、何首乌等制成,其味清醇,可健脾养胃、滋阴补肾、活血舒络、祛风防疫。

帝王养生

◎ 元代帝王养生

元代历史很短,从1271年忽必烈建号改元,正式建国号曰大元,到1368年朱元璋遣大将徐达率领明军攻入大都,顺帝出逃,元亡,只存在了90多年的时间。然而,元帝国又是中国历史上一个很特别的王朝,是一个真正统一的王朝。

元朝盛世的开创者,一代天骄成吉思汗,名铁木真,生于金大定二年(1162年),宋绍兴三十二年,一生骁勇善战,驰骋漠北。成吉思汗一生生活在关外,没有到过北京,也只活了47岁。但他与全真教道人丘处机讨论长寿问题的佳话,却是值得一提的。据《元史》记载,丘处机以老庄静以养神、恬淡虚无、少思寡欲的养生法门来规劝成吉思汗,希望成吉思汗能够"去声色，以清静为娱。屏滋味，以恬淡为美"，戒女色、保养精气神三宝等。

世祖忽必烈（1215年～1294年）是元帝中寿命最长的，享年八十。不仅在元朝十帝中最长寿，在中国所有帝王里，活过80岁的人也屈指可数。忽必烈尚武喜文，继承祖先的基业，是元朝的真正创建者，也是卓越的军事家、政治家。

忽必烈早在做藩王时期就准备着大有作为于天下，热心于学习汉文化，重用汉人，对蒙古民族相对落后的制度进行改革。他重用的汉人，比如医术高明的许国祯，许提出的节财赋，明法律，立朝仪，严武备，建学校等措施大多被采用。史书称世祖"仁明英锐"、"度量弘广"，不是虚言。伯撒王妃患眼病，医生针刺失误使她失明，世祖发怒，要惩治他死罪。许国祯谏道，他的罪固然该死，然而察其实情，乃恐惧失态所致，把他杀了，谁敢再来治病？世祖宽解，嘉奖他说，国祯之直，可以做谏官。许国祯为其掌管医药。有一次，世祖过饮马乳得脚病，因药味苦而拒绝服药，许国祯劝道："良药苦口利于病，忠言逆耳利于行。"世祖不听，后来病情加重，不得不服药，许氏趁机进言道："良药苦口既已知之，忠言逆耳也当留意。"世祖听后非但不生气，反而非常高兴，赐许国祯七宝马鞍。

与他的前辈尚武滥杀相比，忽必烈更提倡文治爱民。蒙古兵攻入江淮一带后，俘获了很多军民，忽必烈下令全部释放。他下令组织公众救济，在丰年，国家收购余粮，贮存到国仓。而荒年谷价上涨时，开仓免费分发谷物。他要求地方长官对老弱者、孤儿、病弱者提供救济。他的作为很符合儒生们"仁君"的要求，"仁者寿"的说法可以解释忽必烈长

第七章 宫廷养生

寿的部分原因。

1247年西藏正式划归中国版图。忽必烈加强了与藏族高级僧侣的联系，蒙藏宗教关系变得密切，为16世纪末藏传佛教在蒙古地区的广泛传播打下了基础。1270年，忽必烈将西藏萨迦派领袖八思巴的封号从"国师"升为"帝师"、"大宝法王"。自此以后元帝皆依世祖范例，八思巴的弟子、弟侄等藏族宗教领袖相继被奉为"帝师"的有10余人。西藏是宗教统治的地区，蒙古贵族与西藏高层僧侣过从甚密，主要是出于政治的原因。部分西藏高僧蒙蒙古皇室宠幸可以自由出入宫廷。西藏噶玛噶举派黑帽系第四世活佛乳必多吉曾为元顺帝父子传授"金刚亥母灌顶"、传授方便道等密宗修炼法门。元朝宫廷秽乱，就与乳必多吉所传密法中之"男女双修"有关。

明代万全《万氏家传养生四要》一书中说："养生之法有四，曰寡欲，曰慎动，曰法时，曰却疾。""夫寡欲者，谓坚忍其性也；慎动者，谓保定其气也；法时者，谓和于阴阳也；却疾者，谓慎于医药也。坚忍其性则不坏其根矣，保定其气则不疲其枝矣，和于阴阳则不犯邪矣，慎于医药则不遏其毒矣。养生之要，何以加于此哉。"万氏认为，饮食男女是人之两大欲望，亦是人之常情，此二者皆应节制，强调这是养生长寿的重要方面。节欲葆精本是养生长寿的不二法门，却最为帝王家族所忽略。元代宫廷演绎的"广取妇女，惟淫戏是乐"，"男女同宫，君臣为谑"，"丑声秽行，著闻于外，虽市井之人，亦恶闻之"。纵欲过度，生活腐化，是元代帝王甚至是中国历代帝王短命的重要原因。

◎ 明代帝王养生

明朝共十六帝,除惠帝朱允炆"不知所终"外,其余十五帝平均年龄42.125岁。明熹宗朱由校只活了23岁。最长寿的是太祖朱元璋,寿71;第二为明成祖朱棣,65岁;嘉靖帝60岁。明帝中活过60岁的只有这三人。

明成祖和崇祯帝的养生之道

明成祖朱棣是第一位入住紫禁城的帝王,崇祯帝朱由检是明代的亡国之君,二人在诸多昏聩的明代帝王中算是比较出色的,在帝王养生方面也有可以描绘的一些正面色彩。

明成祖朱棣(1360年~1424年),享年65岁,朱元璋的第四子,被封为燕王,后从侄子朱允炆手中夺取皇位,将国都从南京迁至北京。朱棣虽不是开国皇帝,但他跟随过父亲四处征战,手中的皇位也是经过流血牺牲从别人手中夺过来的,所以他有开国皇帝的特性。而且他在位期间把都城由南京迁到北京,因此和北京有关的明帝应该从朱棣算起。太祖朱元璋不想把儿子们培养成文弱书生,所以经常刻意锻炼他们。朱棣弟兄们从小出城远行时,就要穿着麻鞋,裹上绑腿,十分之七的路程骑马,十分之三的路程步行。还要经常在演武场上练习武备。洪武九年,朱棣受命来到安徽凤阳老家,凤阳是"十年倒有九年荒"的穷乡僻壤,老百姓的生活很苦。朱棣在这里住了三四年,民间生活对他的思想产生了深刻影响,史书说他"民间细事,无不究知"。他说自己能南北征战,不畏塞外风寒,就得益于凤阳老家的生活历练。朱棣身材高大,体格强壮,意志坚忍,使他能排除万难,在

第七章 宫廷养生

马上得天下；又知胜利来之不易，熟知民间疾苦，勤政爱民，在马下治天下。

朱棣信奉玄武真君。他的谋士中多有道士，为他登上皇帝宝座贡献不小。朱棣认为在他夺取天下的过程中，多得玄武真君的庇佑，因此他继位后在武当山大建宫观，耗费巨资修成八宫、二观及金殿、紫禁城等，道教圣地武当山由于他的推崇达到全盛。他对道家的修炼原则持肯定态度，成祖在北京建洪恩灵济宫，方士徐知证、徐知谔兄弟专为他疗疾，成祖视他们为神。但他对人的生老病死还是有比较清醒的认识，朱棣与侍臣谈论养生之道时，强调"人但能清心寡欲，使气和体平，疾病自少"，认为服药导引之术可以少病，但要长生不老是不可能的。朱棣排斥金丹，有人向他进献金丹方书，被训斥了一顿，退回金丹，销毁方书。

崇祯皇帝朱由检（1611年～1644年），一生勤奋为政，继位之初就着手清除宦官势力，铲除大宦官魏忠贤，整顿吏治。作为一代帝王他曾经试图挽狂澜于既倒，但因急于求成，在国家决策上难免有很多失误，比如错杀大将袁崇焕，给明朝的灭亡埋下了隐患。崇祯皇帝雅好音乐，善鼓琴，朱起凤《稗说》有云："万几之暇，惟抚琴动操一二，亦予属意力世。"还命中书订正历代琴谱。崇祯帝在书法上也很有造诣，其书法作品到清代初年仍有人视若珍宝。崇祯帝对书法和音乐的爱好，权做他操劳国事之余的修养身心。1644年3月，李自成率农民军攻入北京，在起义军的胜利呼声中，崇祯皇帝被迫自缢于景山。

纵欲加丹药：明代帝王之慢性自杀

中国历史上不乏文武双全的帝王，但也有身体孱弱、比较短命的帝王，危害他们生命的力量，多半来自他们自己。

中国历史上的开国皇帝大都励精图治，习武健体，相对长寿。而其后世子孙一般都演绎着"一代不如一代"的历史事实，锦衣玉食、骄奢纵欲的帝王生活，摧垮了他们的身体，也消磨了他们的斗志。篡弑、丹药中毒、原因不明的暴死、荒淫等是帝王群体的重要死因。多欲、躁动不安，伴随皇帝们的一生。荒淫是帝王共有的特性，只是程度不同而已。自视为天之子，"普天之下，莫非王臣；率土之滨，莫非王土"，拥有天下最大权利和财富的帝王，一般不会为了长生做到清心寡欲，他们都希望长生不死，却在现实生活中背道而驰。在食色这两种人性的大欲上，帝王们几乎都让自己走向极致。山珍海味，三宫六院，他们明白纵欲与长寿的矛盾，为了更长时间享受人间的快乐，很多帝王寄希望于服之可以长生不老的丹药，于是耗费巨大人力、物力、财力，炼丹的现象就在各朝皇宫中都上演过。

历代帝王因服食丹药，中毒而亡的不在少数。一代明君唐太宗李世民服食古印度方士的长生药"暴疾不救"。明宪宗以丹纵欲"气伤龙脉"而暴亡。帝王登上皇帝宝座，荣华富贵，要想常保，只有自己长生不老才行。所以帝王寻求长生不老药的历史是相当悠久的，早在战国齐威王、齐宣王、燕昭王的时候，就曾派遣方士入海求仙人和不死之药。最有名的莫过于秦始皇派遣齐人徐市发童男女数千人，入海求仙人。汉武帝酷好仙术，曾诏令炼丹家李少君、栾大炼化"益寿"、"不死"的黄金器具。三国时的曹操遍招甘始、左慈等天下方士习炼"养性法"。隋文帝指派嵩高道士潘诞"合炼金丹"。历代服食外丹的帝王企盼延年益寿、长生不老，结

第七章　宫廷养生
Gong ting yang sheng

果往往是适得其反。庄子说人的生死就像自然界春夏秋冬的自然更替一样，是一种自然规律。人有生，就有死，正确的态度应该是安时而处顺。

声言能长生的房中术、长生术备受帝王的推崇。《汉书》将房中与医经、经方和神仙四家列入"方技"类，云："房中者，情性之极，至道之际，是以圣王制外乐以禁内情，而为之节文。传曰：'先王之作乐，所以节百事也。'乐而有节，则和平寿考。及迷者弗顾，以生疾而陨性命。"房中术在流传过程中被后人加以篡改，变成纵欲的手段。许多所谓长生药就是春药，时人指出："名曰长生，不过供秘戏耳。"明朝很多皇帝的生命就是在这种方式下消耗的。明代的皇帝，给我们留下了很典型的反面教材。

仁宗朱高炽，身体非常肥胖，还患有足疾，走路比较困难，需要人搀扶。朱高炽笨拙肥重，却也是个恣情纵欲之徒，他竟然在父亲明成祖丧礼期间每夜到嫔妃处寻欢作乐，结果在位还不满10个整月就死了，死时48岁。他的死因，最可靠的说法是《明史·罗汝敬传》里说的仁宗的死因是服用了金石方。

宣宗朱瞻基在明代诸帝中，才智出众，颇为自负，行事独特，武断自专。他喜欢做的事情总是要做到极端才罢手。譬如他喜欢斗蟋蟀，就下旨到全国各地去采办，闹得多少人家破人亡，蒲松龄的《聊斋志异》里《促织》即是此事的演义。宣宗朱瞻基因此得了个"促织天子"的称号。他爱好女色比父辈有过之而无不及，甚至不惜"宠艳妃而废元后"。宣宗只活了38岁，他在宣德九年（1434年）12月末生病，次年正月初就死了。他的突然死亡，与他长年的恣纵生活分不开。

宪宗宠用宦官汪直，增建西厂，广收方士，纵欲求仙，痴迷讨好大他将近20岁的恶毒的万贵妃，甚至不惜牺牲自己的后代，以至于皇长子藏匿到6岁才公开。他对春药和房中术极为感兴趣，身边术士番僧云集，成化朝20年内，降旨传升僧道达300多次。以媚术而加官晋爵的人极多，甚至首辅大臣都以媚药进献。有时一天之内，因此得到官位的就能有上百人。术士们往往勾结佞臣，干涉朝政，成为宪宗朝的一大祸害。明宪宗死的时候只有41岁。

继之登基的孝宗，是明帝中受赞誉较多的。他身世很特别，作为一个侥幸出生的皇子，因为怕万贵妃杀害，一直在偏僻的西内长到6岁才与父亲相认。他母亲在怀他的时候，曾被逼着喝了堕胎药，因此他出生时，头顶便有一处无发，后天又营养不足，体质极差。这就导致他虽然初继位时反对服食丹药，大肆扫除方士，但终究因为勤于政务，逐渐感到力不从心，开始养性怡神而耽于佛老，于是建坛设醮之风又起，但孝宗与他身前身后的纵欲天子还是有所不同的。

武宗朱厚照贪杯好色，行事荒谬，一生极尽贪淫之能事，是有名的浪荡天子。色目人于永向武宗进献阴道秘术，就赢得了锦衣卫都指挥的官位。他甚至在宫中模仿建妓院，让宫女们扮做粉头，武宗挨家进去听曲、淫乐。太监刘瑾又建豹房，藏有许多乐户、美女供武宗日夜行乐。武宗还以亲征为名，率大军南下，一路上抢男霸女，无恶不作。正德十五年，南巡途中的武宗于清江浦垂钓，不慎落水受寒生病，加之身体羸弱，这一病就再也没有起来，死时31岁，无嗣。

世宗朱厚熜崇信神仙老道，追求长生不老是首屈一指

第七章 宫廷养生

的。他给自己封了很多冗长古怪的道号,有灵霄上清统雷元阳妙一飞玄真君、九天弘教普济生灵掌阴阳功过大道思仁紫极仙翁一阳真人、元虚玄应开化伏魔忠孝帝君、天上大罗天仙紫极长生圣智昭灵统元证应玉虚总掌五雷大真人玄都境万寿帝君等。他到处搜罗方士、仙方,许多人因此而一步登天。道士邵元节、陶仲文等官至礼部尚书,陶仲文还一身兼少师、少傅、少保数职,这在明朝历史上是空前绝后的。他和皇帝几乎可以称兄道弟,平起平坐论事,离宫时世宗把他送到门庭握手告别。一些文人也因为给皇帝撰写青词(道教仪式中向上天祷告的词文)而入阁成为宰相。严嵩就是代表,他不仅能写出令皇帝十分满意的青词,还试服道士们炼出来的丹药,把服后的效果感受向世宗报告,共同探讨。名相夏言就是因为不肯服丹药而遭杀头的。

世宗深居皇宫专心成仙修道。他在位的 45 年间,竟然有 20 多年不上朝,这也是中国历史上的一大奇事。为了炼丹修道,世宗大兴土木,建了很多斋宫秘殿,每年都要役使几万匠人,耗费二三百万两白银。方士们认为用早晨的露水炼长生不老药效果很好,世宗就命令许多宫女清早为他去采露。他数次大批挑选十岁左右

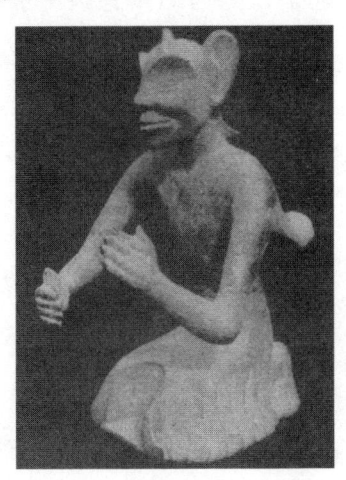

飞 升

的童女,用红铅取童女初行月经炼制"先天丹铅"。明人沈德符《万历野获编》记载:"嘉靖中叶,上饵丹药有验。至壬子(嘉靖三十一年)冬,命京师内外选女八至十四岁者三

百人入宫。乙卯（嘉靖三十四年）九月，又选十岁以下者一百六十人。盖从陶仲文言，供炼药用也。"为了保证"药源"，他让宫女长期大量服用活血药，致使宫女一个个形销骨立，被称为"药渣"。从嘉靖二十九年到嘉靖四十五年，几乎每年都有宫女不明原因死亡，死后又被追封为妃或嫔，人们推测这可能和制造延年药有关。宫女们受到的非人摧残导致了"壬寅宫变"，以杨金英、邢翠莲为首的十余名宫女差一点用黄绫布把世宗活活勒死在床上，侥幸逃脱的明世宗执迷不悟，认为自己受到真君的护佑才能逃过这场劫难，更潜心于炼丹修道。24年后，世宗服药服得心中烦渴，夜不能寐，精神错乱，须眉皆落，几近失明，终于被丹药害死了。他在遗嘱中说："我做皇帝45年，时间不算短了。回想起来，因为幼年有病，希望长生不老，以致迷信了道教，被那些江湖术士和奸佞小人所欺骗。凡因对我进行规劝而受到惩罚的大臣，活着的要继续录用，死了的要给以抚恤，关在监牢中的要马上放出来。"世宗临死前总算明白了求道炼丹成仙的骗局。

光宗朱常洛，八月初一登上皇位，到九月初一就驾崩了，只做了30天的皇帝，是明朝诸帝中在位时间最短的。光宗活了39岁，尽管在位时间短，但闹得沸沸扬扬、牵涉几代君王的明末三案：梃击案、红丸案、移宫案都与他有关。直接导致他致命的是红丸案。光宗在继位前就因纵欲过度，身体很差，继位时病势已经沉重，是挣扎着完成登基大典的。据说由于服用了内侍崔文升的一剂药后，一夜间泻肚三四十次，头晕目眩，身体软弱，后又吃了李可灼的两丸红色丹药后死亡。于是人们对那红丸生出种种疑窦，有的说是

第七章　宫廷养生
Gong ting yang sheng

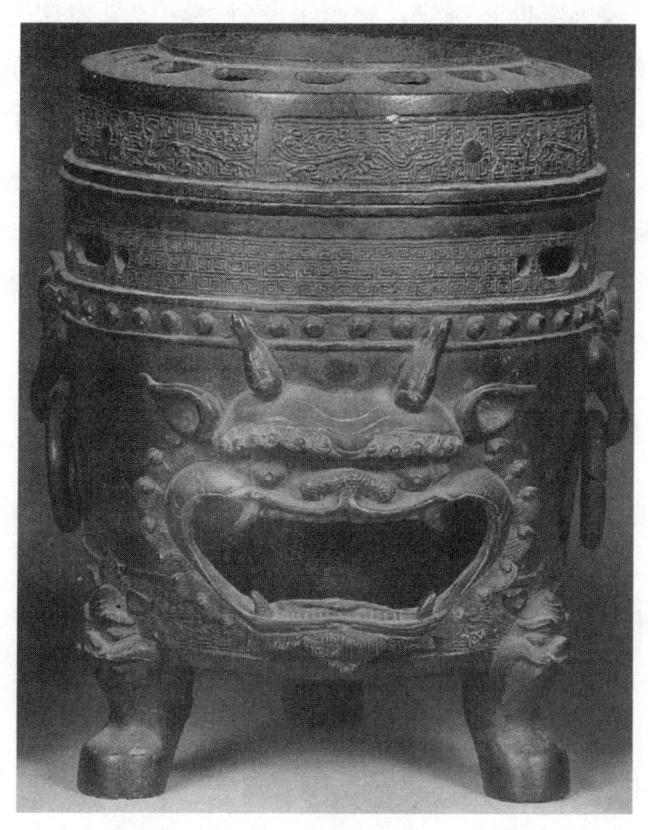

明代铜炼丹炉

毒药，有的说是春药等等。他在当太子时，由于没有追究梃击案的幕后主使郑贵妃，万历帝和郑妃很感念他，他的地位一下子稳固了，境遇突然改善。为了讨好他，郑妃给他送去许多珠宝和八名美女，本来朱常洛体质就不好，突然由逆境转顺，不免失于放纵。朱常洛的死其实跟他的父辈没有什么两样：长期服用媚药、纵欲。

熹宗朱由校是个出色的木匠，却是个糊涂皇帝，由于宠信魏忠贤，一切政务都交给他去办理，天启朝因而成了有明一代最荒唐、最腐朽的时期。熹宗贪财好色跟他的父辈如出一辙,魏忠贤投其所好,曾献上一种名叫"灵露饮"的春药,天启帝服了这种药酒后,果然感到精力倍增,于是长期大量服用,后来出现了全身浮肿、行动无力等种种不良后果,只活到23岁就死了,成了明代诸帝中寿命最短的。熹宗的早亡与他贪恋女色,大量服用春药,有很大关系。明朝直接死于金石的皇帝有三位,分别是世宗、光宗、熹宗,但是明代几乎所有的皇帝都和丹药脱不了干系。

◎ 清代帝王养生

清代帝王比较重视养生。清朝共有12位皇帝,平均寿命是51.4岁。

康熙长寿之谜

清圣祖康熙皇帝(1654年~1722年),讳玄烨,在位61年,享年68岁。在历代帝王中,康熙算是长寿之人,其长寿与注重养生健体有关。

第一,饮食有节,起居有常。

康熙皇帝认为:"凡人养身,重在衣食。"人需衣以避寒,食以充腹,但人的基本需求是相当有限的,锦衣玉食,饱食终日,并不是健康的生活方式。身为一代帝王,康熙的生活是很简朴的。他认为保持身体健康应当"饮食有节,起居有常"。

饮食必须做到营养均衡,有规律可循,饥饱适度。只有合理膳食,防止偏食、过食,才能保证身体健康。《庭训格言》记载:"夫(康熙)每日进膳二次,此外不食别物,烟酒及槟榔等物皆属无用。"康熙主张平时饮食要清淡,注意荤素搭配。他非常注意饮水的卫生,认为"人生养身饮食为要，故所用之水最切"。他特别告诫人们："所好之物不可多食。""凡人食之类，当各择其宜于身者……各人所不宜物，知之即当戒。"

康熙重视新鲜蔬菜对于人体的营养作用，他外出各地巡视，特别喜欢地方官员敬献的当地所产新鲜菜蔬。他认为"每兼菜蔬食之则少病，于身有益，所以农夫身体强壮，至老犹健者，皆此故也"。

老年时，康熙更加注重饮食养生，讲究饮食清淡，食不兼味。《清稗类钞》记圣祖言："朕每食仅一味，如食鸡则鸡，食羊则羊，不食兼味，余以赏人。七十老人，不可食盐酱咸物，夜不可食饭，遇晚则寝，灯下不可看书，朕行之久而有益也。"这些都是很有价值的养生理论。

与多数帝王好吃补药相反，康熙注重以五谷养身而不轻信补药，他认为盲目进食补药就像喜欢被人阿谀奉承的人一样，天下哪有被人阿谀奉承而获得好处的呢？所以他认为"至服补药，竟属无益"。

起居有常，即起居要有一定的规律。依据天人相应的理论，人类起居要顺应天地阴阳二气升降出入的规律。康熙生活很有规律，为励精图治，清代宫廷都有一套严格的作息制度，几时起床，几时睡觉，几时吃饭，皆有定制，皇帝也不能例外。

第二，动静结合，形神兼养。

形体是生命的基础，无形则神和气无以存。张介宾《景岳全书·传忠录》曰："善养生者，可不先养此形以为神明之宅？"强调了养形的重要性。养生要保护形体，护养五脏精气，保养正气。

运动是养形的重要方法。康熙自幼习武，擅长骑马、射箭、打猎、摔跤。史料记载，康熙帝日常"或猎于边墙，或田于塞外"。《清实录》记载雍正的一段回忆："皇考神武天授，挽强贯札之能，超越千古，众蒙古见之，无不惊服。而朕之技射，不及皇考矣。……皇考身体康强，如天行之常健。春秋已高，犹不减壮盛之时，而朕之精力又不及皇考矣。"从康熙二十年开始，每年都要举行木兰秋狝，康熙帝和近万武士骑兵一起驰骋猎场，围捕猎物，取得了很不错的成绩。康熙一生六次巡视江南，除了体察吏治民情，也游山玩水、颐养性情。

康熙主张用温泉治疗疾病。他在位时陆续修建了著名的赤城汤泉、遵化汤泉和昌平州口小汤山汤泉行宫。温泉浴是我国历史上被皇帝贵妃及名人雅士所推崇的养生方法。汉代张衡在《温泉赋》中写到："天气谣错，有疾病兮；温泉泊焉，以流秽兮。"《本草纲目》说："温泉主治诸风筋骨挛缩，及肌皮顽痹，手足不遂，无眉发，疥癣诸疾，在皮肤骨节者，入浴。"温泉中富含多种对人体有益的矿物质，能够温经散寒、通经活络，改善睡眠，有较强的解除疲劳、缓解神经紧张的作用。

神是无形的，依附于形而发生作用，形存则神存，形亡则神亡。养神的关键在于静心，恬淡虚无，精神内守。善养生者应静以养神，动以养形，动静相宜，形神兼养。康熙一生功勋卓著，除鳌拜，平定三藩，绥辑漠北，是中国帝王中的佼佼者。他青壮年时身体很健康，注重养生，年轻时即秉承"戒声色，远佞臣"的训诫，养生讲究动静结合，形神兼养。

第七章　宫廷养生
Gong ting yang sheng

　　《黄帝内经》说要健康长寿、防病延年，很重要的是要做到"恬淡虚无，真气从之，精神内守"。"恬淡虚无，精神内守"对帝王来说是很难的。康熙帝是千古明君，少年时勤奋学习，甚至累得吐血。他一生为国事操劳，晚年又因立储之事，弄得心身俱疲。但康熙谙熟中国传统文化，对中华养生文化也是非常赞赏，并努力践行。

　　康熙认为"学以养心，亦所以养身"。他重视养心。康熙养心之法比较注重心态平和、心情快乐和心胸开阔。

　　康熙一生英武睿智，运筹帷幄，机敏果敢。康熙平时行事很谨慎，但是在遇见大小事情的时候，他也能坚持"却如无事，以定其虑，则其事亦自然消灭矣"，力求做到心态的平和。然则，人皆有情有欲，康熙又是历代帝王中少有的极重感情的人，在其挚爱的祖母去世的时候，康熙日夜恸哭；在废皇太子的时候，康熙且谕且泣，昏倒在地。在处理这两件事情的时候，康熙过度悲痛，对他的身体造成了极大的伤害，为其健康埋下了隐患。

　　在对待生死问题时，康熙能保持平和的心态，坦然面对死亡，他说："人之有生必有死，如朱子之言，天地环境之理，如昼如夜。孔子云：'居易以俟。'皆圣贤之大道，何足惧乎？"

　　康熙很看重心情快乐对身体的意义。他提倡饭后要营造愉快和谐的氛围，认为吃饭以后说说令人高兴的事情，或者是看看自己珍爱的玩物器皿等，容易促进食物的消化，有益于身心健康。进餐时和饭后保持愉快的心情，这种养生观念由来很久。儒家早在《周礼·天官》中就有记载："以乐侑食，膳夫受祭，品尝食，王乃食。"意思是说周代王君在进餐时，要奏乐助兴。

《庭训格言》记载了康熙这样一段话："凡人处世，惟当常寻欢喜。欢喜处自有一番吉祥景象。盖喜则动善念，怒则动恶念。是故古语云：'人生一善念，善虽未为，而吉神已随之；人生一恶念，恶虽未为，而凶神已随之。'此诚至理也夫！"康熙认为快乐自然就会心地善良，常行善事。

宽容、豁达、开朗的心胸有利于身体健康。对于小事，康熙是能忍则忍，认为"小不忍，则乱大谋"是非常有道理的。康熙一生平定三藩，统一台湾，征讨噶尔丹，功勋卓著，当群臣力请为他立碑记功，上尊号的时候，都被他拒绝了，体现了他心胸的宽广。他的一生以"公四海之利为利，一天下之心为心"来勉励自己。

康熙热爱学习，知识广博，除一般帝王要学的经史子集、文韬武略外，他还广泛学习西方文化，如天文历法、数学、地理学、西医学等。康熙一生坚持练习书法，以颐养情性。他认为专心致志做一件事情，可使精神不过于耗散，让疲惫的心神得以休息。《庭训格言》中记有他的一段话："人果专心于一艺一技，则心不外驰，于身有益。朕所及明季之与我国之耆旧，善于书法者，俱寿考而身健。复有能画汉人或造器物匠役，其巧绝于人者，皆寿至七八十，身体强健，画作如常。由是观之，凡人之心志有所专，即是养身之道"。

第三，不信方术。

康熙能够坦然面对人的生老病死，不信方术，他说："吾人年岁老而经事多，则自轻易不为人所诱。每见道士自夸修养得法，大言不惭。但多试几年，究竟如常人，齿落须白，渐至老惫。观此，凡世上之术士，但欺诳人而已矣。神

第七章 宫廷养生
Gong ting yang sheng

仙岂降临尘世哉。"《庭训格言》记载，1689年康熙南巡时，有个叫王来熊的江湖方士献上一本炼丹养身书，康熙说："人人有生必有死，此乃天地循环之理，什么仙丹妙药，吃了可以长生不老，此乃无稽之谈，荒诞不足信。"

历史上不少帝王追求长生不老而服食外丹的不在少数，康熙帝却能自觉抵制方术的诱惑，坚持从日常饮食宴乐中践行养生之道，确属难能可贵。

南北朝时道家著名人物、医药学家陶隐居曾写过这样一首诗："何必餐霞服大药，妄意延年等龟鹤。但于饮食嗜欲中，去其甚者将安乐。""餐霞"、"服大药"，是当时追求长生不老常用的两种方法，陶隐居以这首诗歌劝告世人：没有必要去追求什么长生不老药，只要在饮食嗜好中，改掉那些"甚者"——最突出的毛病，自然就会给自己带来安乐。陶隐居的诗正是康熙帝不信方术、坚持日常生活养生的最好写照。

康熙平素身体强健，青年中年无大病。康熙一生养生之道，有其诗为证："淡泊生津液，清虚乐有余。鬓霜惭薄德，神惫恐高誉。苦好山林趣，深耽性道书。山翁多耄耋，粗食并园蔬。"

丹药与雍正之死

清世宗爱新觉罗胤禛（1678年～1735年），康熙皇帝的第四子，在位14年（1722年～1735年）。雍正是历史上比较有争议的帝王，应该说他是很有政治手腕的，他能在群雄觊觎帝位的关键时刻，独占鳌头，显示了他非凡的才能。登基以后，他也是勤政克己，日夜为国事操劳，辛劳程度连他自己也认为已经超越了父亲。雍正登基以后，大刀阔斧地整顿吏治，清查国家亏空，在少数民族地区实行改土归流，可以说是历史上很有作为的一位皇帝。雍正治国过于严酷，好猜忌。性格"喜怒不定"，这是康熙对他的评语，在以后的治国生涯中"喜怒不定"几个字也得到了很好的诠释。所以尽管雍正政绩突出，但一般也不称其为明君，而说他是严君。

据《清世宗实录》记载，雍正十三年（1735年）八月二十一日雍正在圆明园生病，二十三日突然故世。雍正之死，是清代历史上的一大谜团，历来扑朔迷离，坊间传闻也很多。比较流行的说法有被仇家吕四娘刺杀，被宫女、太监缢死，吃丹药暴卒，重病暴卒等。雍正本来就是颇有争议的帝王，他在康熙的众多贝勒爷中战败群雄，登上帝位，已经引发了众多猜疑。他的突然死亡，与他的登上皇帝宝座一样，惹人争议。当然被仇家吕四娘刺杀多属野史传说，本来不足为凭。被宫女、太监缢死，又是错把明世宗被宫女杨金英等缢而未死的不光彩事件安插到了清世宗雍正的头上。现代学者多数比较赞同雍正帝是因为长期服用丹药、导致体内蓄积中毒，加之晚年纵欲过度，乱服春药，才会突然暴毙身亡，死时出现"七窍流血"的惨状。

雍正在位期间，曾经长时间服用外丹。雍正七年，诏令心腹大臣"可留心访问，有内外科好医生与深达修养性命之人，或道士，或讲道之儒士、俗家，着人优待送至京城，朕有用处"。他重用过道士贾士芳、娄近垣等人，并准许他们到圆明园炼制外丹，甚至是斋醮除祟。雍正不仅自己服用外丹，而且把丹药送给自己喜爱的臣子。

在雍正死后三天，新即位的乾隆皇帝就下旨驱逐宫中道士。乾隆下旨说:"皇考万几余暇,闻外间炉火修炼之说,圣心深知其非,聊欲试观其术,以为游戏消闲之具,因将张太虚、王定乾等数人置于西苑空闲之地,圣心视之与俳优人等耳,未曾听其一言,未曾用其一药。且深知其为市井无赖之徒,最好造言生事,皇考向朕与和亲王面谕者屡矣。今朕将伊等驱出,各回本籍。……伊等平时不安本分,狂妄乖张,惑世欺民,有干法纪,久为皇考之所洞鉴,兹从宽驱逐,乃再造之恩,若伊等因内廷行走数年,捏称在大行皇帝御前一言一字,以及在外招摇煽惑,断无不败露之理,一经访闻,定严行拿究,立即正法,决不宽恕。"在旧君突薨、新君刚继位的时刻,亟待处理的国家大事很多,而乾隆皇帝却急于驱赶宫中道士,其间必有隐情。

雍正帝因为慢性药物中毒,加之晚年纵欲,身体亏耗,所以突然暴毙,这种说法还是比较具有信服力的。

十全老人:乾隆

清高宗乾隆皇帝(1711年～1799年),讳弘历,清朝第6代君主,在位60年,当了3年太上皇,活了89岁,是历代皇帝中寿命最长的,也是掌权最久的皇帝。他经历了康熙、雍正、乾隆、嘉庆四朝,享受了五代同堂、七代亲见的天伦之乐。乾隆晚年自诩为"十全老人"。乾隆的长寿与他雅好养生之道关系密切。

第一,良好的饮食习惯,注意适时进补。

乾隆的起居饮食很有规律。他每天早上六时起床,洗漱后用早膳。早起喝燕窝粥,上午处理政务,午后游览休息。晚饭后看书习字,作文赋诗,然后就寝。

他的膳食以新鲜蔬菜为主,少吃肉类,并且从不过饱。

他注重季节的变化变更膳食,如夏天喝绿豆粥,秋冬季节用鹿肉、熊掌等进补。爱吃水果。对饮用水十分讲究,以西山泉水作为御用水。他为了品评天下名泉水质的优劣,特命人用银斗测量各地名泉的轻重,因而命名天下三泉:北京玉泉为"天下第一泉",镇江金山寺泉水为"天下第二泉",无锡惠泉为"天下第三泉"。

乾隆注意适时适当进补。陈可冀主编的《清宫医案研究》摘录乾隆皇帝生前常用长寿医方有:龟龄集方、龟龄酒、松龄太平春酒方、椿龄益寿药酒方、健脾滋肾壮元方、秘授固本仙方,皆多补益之品。其选用的药品,主要由补肾益气及健脾和中为主的中草药制成。

乾隆晚年冬季进补的时候,常吃一种叫"八珍糕"的点心。八珍糕用茯苓、扁豆、芡实、薏米、莲子(去心)、藕粉、细面、白糖等上锅蒸熟,晾凉食用。八珍糕不寒不温,平和温补,有健脾补肾、生肌长肉的功效。乾隆吃八珍糕常与奶茶相配,不仅利于消化吸收,且有补气健胃之功。

乾隆注重药补,对人参情有独钟。人参大补元气,能健脾益肺、生津止渴、益智安神。《神农本草经》说:"人参,味甘,微寒,主补五脏,安精神,定魂魄,止惊悸,除邪气,明目,开心益智,久服轻身延年。"

乾隆饮酒很有节制,根据不同的节令适当饮酒。乾隆春节时饮松龄酒,端午节饮雄黄酒,中秋节饮桂花酒,重阳节饮菊花酒。乾隆还有饮补酒的习惯,冬季常饮的一种补酒是松龄太平春酒。

第二,运动养生。

乾隆从小喜欢运动,热衷于骑马射箭,骑术精湛,弓法娴熟，能百发百中。曾在避暑山庄的几次皇家射箭比赛中大显身手，直到他80岁高龄时还去行围狩猎。骑马射箭，活动量很大，是锻炼身体的好办法。

乾隆喜好旅游，他曾六次南巡，七次东巡，二次西巡，二次北巡。不少名山大川、古刹佛寺都留有他的足迹。祖国江山如此多娇，自然使这位雄才大略的皇帝心旷神怡。旅游既能锻炼身体，又能怡养性情，无疑是一种很好的保健方法。

第三，养生四诀。

乾隆根据自己的切身体会，总结出了养生四诀："吐纳肺腑，活动筋骨，十常四勿，适时进补。"其中"十常"即：齿常叩，津常咽，耳常掸，鼻常揉，睛常转，面常搓，足常摩，腹常运，肢常伸，肛常提。"十常"中有七项指按摩，即"耳常掸，鼻常揉，睛常转，面常搓，足常摩，腹常运，肢常伸"。"四勿"就是：食勿言，卧勿语，饮勿醉，色勿迷。

乾隆皇帝对温泉情有独钟，他的咏温泉诗："炎液喧波能愈疾，曾闻泉脉出硫黄。化工神运不思议，功德应教证水王。"赞美了温泉疗疾保健的功效。

乾隆兴趣广博，能文能武，能诗善文。他一生写诗四万余首，是中国最多产的诗人。他喜好书法和绘画，爱好戏剧，精通音律。对青铜器、古玩、陶瓷等物，也十分喜好。这些爱好对健脑、强身、养性，大有裨益。

慈禧养生秘诀

慈禧太后叶赫那拉氏（1835年～1908年），是清朝同治皇帝继位后被封为太后的，曾先后三次垂帘听政，活到73

岁高龄。慈禧高寿，与她平时注重养生和她养尊处优的生活密切相关。

第一，讲究吃穿，注重美容。

慈禧讲究吃穿，爱修饰，好玩乐，过着极度奢华的生活。她喜欢在吃的方面翻新花样，从不偏食，食量很好。德龄在《御香缥缈录》中说："太后的食欲之强，乃是我所永远引为非常诧异的。在宫里头，或当她在御花园中散步的时候，或在便殿中闲坐的时候，她往往要吩咐太监们去把那特制的轻便小炉灶取来，就在她自己面前，让那些厨夫烹调起来，她便在旁边立候着等吃。"

慈禧对饮食质量要求很高，她执政期间，有专门掌管其膳食的机构：西膳房，下设荤菜局、素菜局、点心局和饽饽局。慈禧喜欢喝粥，常喝的粥有绿豆粥、荷叶粥、肉粥、小米粥、薏苡仁粥、大麦粥、玉米粥等，这些粥具有不同的养生功效。譬如荷叶粥清热解暑，绿豆粥清热解毒止渴，小米粥、玉米粥养脾胃。慈禧的日常食物中有蜂蜜、核桃仁、松仁、枸杞、大枣、芝麻油等延缓衰老之品。她喜欢吃鲜花，包括荷花、白菊花、玫瑰花等。在玉兰花、荷花盛开的日子里，慈禧太后常令御膳房采集鲜花。

慈禧喜欢吃补药。据《清宫遗闻》记载："孝钦（慈禧）年七十余，望之如四十许人，发无一茎白者。闻同治间李莲英，曾得大何首乌献于孝钦，蒸制不如法，触化类糜粥，并汁吸之。相传千年何首乌，九蒸九晒服之，能延年也。"何首乌具有补益精血、益肝肾、乌须发的功效。慈禧还经常服用人参，《慈禧光绪医方选议》记载："自光绪二十六年十一月二十三日起，至二十七年九月二十八日统计，慈禧共服人

第七章 宫廷养生

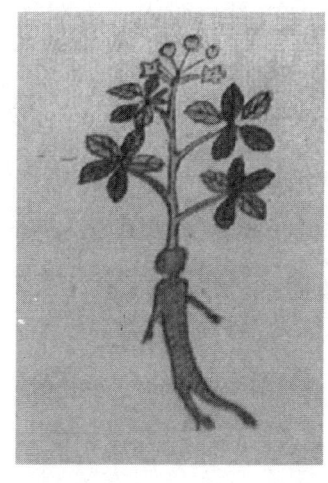

人　参

参二斤一两一钱。慈禧每日服用的人参俱交总管郭永清、太监秦尚义伺候。"可见慈禧服用人参是很频繁的，长期服用补药确实对慈禧的健康长寿有好处。

慈禧太后喜欢喝茶，每天深夜，北京城里总有一辆插黄旗的小水车到西郊玉泉山去汲名泉，这便是慈禧的专用茶水车。

慈禧十分注意养颜美容。她自己研制化妆品，特令御药房"每天敬献一副平安养生药，依季节、时令、节气、气候不同酌情开具，旨养颜美容"。慈禧养颜的另一法宝是常喝乳汁（包括牛奶、人奶），认为可以永葆青春。

由于保养有道，慈禧年近古稀，仍是体态匀称，明眸皓齿，眉目如画，端庄高雅，望之俨然四五十岁的美妇人。

第二，爱好广博。

慈禧喜欢花，在寝宫内常年种着鲜花。她喜欢宠物，身边养着名"海獭"的黑色长毛狗，叫"玉狮子"的猫，还常抱着一只小墨猴。

慈禧文化程度不高，却常怡情于翰墨，写字绘画。女画家缪嘉蕙就是被选入宫中，专职教习慈禧书法绘画的。这些活动对于调理精神、疏通气血、益寿延年也有益处。

慈禧是戏迷，爱看京戏。她曾诏令宁寿宫太监组成"普天同庆科班"，专门为其演戏。也曾诏令京城梨园艺人进宫演戏，谭鑫培、王瑶卿、杨小楼、汪桂芬等文武名伶都曾进宫为慈禧演戏。慈禧不仅爱看戏，有时也自己唱唱，有兴致的时候还会过问舞台布景等事情。

慈禧身边有一宠爱的太监李莲英，传说李莲英受宠的原因之一就是精通按摩之术。经常按摩可以流通气血、舒筋活络、消除疲劳、改善睡眠、抗衰老等。李莲英按摩技术高超，天天为慈禧按摩，自然深得慈禧喜欢。

第八章

现代北京市民养生

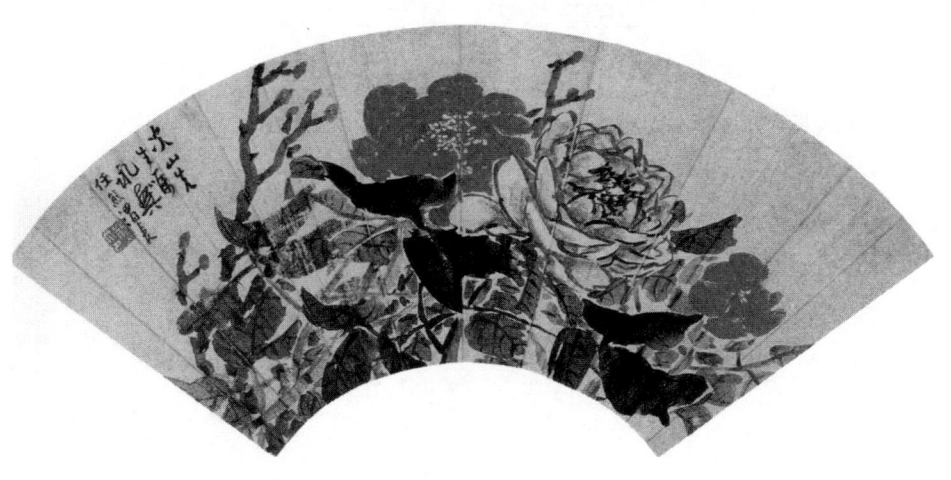

老北京人在现今社会中如何进行养生？从调查结果中我们可窥一斑，精神心理调养、运动调养、饮食调养是目前北京市民对养生比较普遍的认识。

　　在这座繁华的大都市，生活着一群有钱的人，他们主要是私企老板、公司董事长、总经理、总裁等企业家。他们有豪宅、豪车，引领着消费、时尚、娱乐的潮流。然而，在光环的背后，他们也有一段艰苦创业的辛酸史，也面临着不同程度的嫉妒、诽谤和不理解，面临着员工、股东、客户、政府、媒体及亲人等各种关系的协调整合压力……如何在这纷繁的社会中修身养性，如何解决企业家们的心灵困惑？读完本章，或许您能有所感悟。

第八章　现代北京市民养生

北京市民养生保健状况调查

北京中医药大学和美国北卡罗莱纳大学在美国温·格林人类学研究基金会项目资助下，对北京市民的养生保健状况进行了采访、调查。本项目第一期在北京市西城区10个街道办事处及其下属居委会的大力协助下，对北京市西城区100名市民的养生保健状况进行了采访、调查。

这次调查内容包括：北京市民的医疗观念、日常生活保健状况、养生行为及观念。医疗观念取向中包括中医、西医、中西医及自我调治四种；日常生活保健主要测知被访者对待饮食、保健按摩、保健品及生活压力的态度；养生锻炼主要测其锻炼项目、时间、地点、获得养生信息的渠道等。养生观念主要包括养生内容与养生意义。

调查对象主要包括：在北京市西城区10个街道办事处所属居委会按年龄、职业要求各抽取10位市民作为调查对象，共计100人，年龄20～78岁，其中男31人，女69人。体力工作者48人，包括工人、农民、保安、厨师、服务员、个体户、司机等；脑力工作者52人，包括干部、工程师、公务员、教师、医务工作者、会计、经济师、社会工作者等。

我们主要采用问卷调查的形式，由经培训的调查员提问并记录、填表，被调查者不解题意时，调查员对其进行与题意一致性的解释，但不诱导或暗示答案。

◎ 结　果

按照性别、年龄、职业分别分析统计其医疗情况、日常生活保健、养生锻炼情况及养生观念。

医疗情况调查结果

在100人中有38.00%的人选择西医治疗，24.00%选择中医治疗，34.00%选择中西医治疗。其中男性选择西医治疗的比例为最高（占男性总数的51.61%），女性则无明显差异。在医疗观念取向与年龄的关系统计方面，结果见表一。三个年龄段中选择中医治疗的比例变化幅度不大；20～40岁选择西医治疗的比例为最高，占43.75%；60岁以上的选择中西医治疗的为最多，占36.67%。在医疗观念取向与职业的关系统计方面，结果见表二。脑力劳动者优先选择中西医结合的治疗方法，体力劳动者则优先选择西医。

表一　医疗观念取向与年龄关系

被访者年龄	中医(%)	西医(%)	中西医(%)	自我调治(%)	合计
20～40岁	4(25.00)	7(43.75)	4(25.00)	1(6.25)	16
40～60岁	13(24.07)	21(38.89)	19(35.19)	1(1.85)	54
60岁以上	7(23.33)	10(33.33)	11(36.67)	2(6.67)	30
合计	24(24.00)	38(38.00)	34(34.00)	4(4.00)	100

表二　医疗观念取向与职业关系

被访者	中医(%)	西医(%)	中西医(%)	自我调治(%)	合计
脑力劳动者	14(26.92)	10(19.23)	26(50.00)	2(3.85)	52
体力劳动者	10(20.83)	28(58.33)	8(16.67)	2(4.17)	48
合计	24(24.00)	38(38.00)	34(34.00)	4(4.00)	100

日常生活保健调查结果

饮食方面,注重饮食保健的有 73.00%(男性 54.84%、女性 79.71%);保健按摩方面,做保健按摩的有 38.00%(男性 29.03%、女性 43.48%),其中以自己做和家人做为主(占 76.92%);在日常生活中吃保健品的有 48.00%(男性 29.03%、女性 55.07%),其中吃中药补品的占 46.81%,吃西药补品的占 23.40%,中药补品以蜂类补品为主;在生活压力方面,认为生活压力不大的占 73.00%(男性 74.19%、女性 73.91%)。日常生活保健与年龄的关系统计结果见表三。在注重饮食保健、做保健按摩及服用保健品方面,20~40 岁年龄段人的比例均为最高。认为生活压力大的比例在低、中、高年龄组中依次减少。在日常生活保健与职业的关系统计方面,结果见表四。可以看出,体力劳动者的生活压力明显低于脑力劳动者。

表三　日常生活保健与年龄关系

被访者年龄	饮食(%) 注重 不注重	保健按摩(%) 做 不做	保健品(%) 吃 不吃	生活压力(%) 大 不大	合计
20~40 岁	13(81.25) 3(18.75)	7(43.75) 9(56.25)	9(56.25) 7(43.75)	6(37.50) 10(62.50)	16
40~60 岁	42(77.78) 12(22.22)	20(37.04) 34(62.96)	28(51.85) 26(48.15)	14(25.93) 40(74.07)	54
60 岁以上	18(60.00) 12(40.00)	11(36.67) 19(63.33)	11(36.67) 19(63.33)	7(23.33) 23(76.67)	30
合计	73(73.00) 27(27.00)	38(38.00) 62(62.00)	48(48.00) 52(52.00)	27(27.00) 73(73.00)	100

表四　日常生活保健与职业关系

被访者	饮食(%) 注重 不注重	保健按摩(%) 做 不做	保健品(%) 吃 不吃	生活压力(%) 大 不大	合计
脑力劳动者	37(71.15) 15(28.85)	21(40.38) 31(59.62)	22(42.31) 30(57.69)	12(23.08) 40(76.92)	52
体力劳动者	36(75.00) 12(25.00)	17(35.42) 31(64.58)	26(54.17) 22(45.83)	15(31.25) 33(68.75)	48
合计	73(73.00) 27(27.00)	38(38.00) 62(62.00)	48(48.00) 52(52.00)	27(27.00) 73(73.00)	100

养生锻炼调查结果

有89.00%的人进行养生锻炼（男性93.55%，女性84.06%）。主要锻炼方式首推散步，其次依次为爬山、打太极拳等。其中散步为中老年龄段的主要锻炼方式，年轻人以使用健身器材者为最多，结果见表五。在锻炼方式与性别的关系中，男性以散步、健身器材、太极拳为主，女性以散步、爬山、健身器材为主。在人们获取养生信息的渠道上，以报纸、电视、社区健康讲座为主。在问及养生与经济的关系时，有95%的人认为进行养生锻炼可以节约经济开支。

表五　养生锻炼方法与年龄关系

被访者年龄	散步(%)	爬山(%)	太极拳(%)	健身器材(%)
20～40岁	3 (18.75)	3 (18.75)	1 (6.25)	4 (25.00)
40～60岁	31 (57.41)	8 (14.81)	3 (5.56)	6 (11.11)
60岁以上	22 (73.33)	1 (3.33)	5 (16.67)	2 (6.67)
合计	56 (56.00)	12 (12.00)	9 (9.00)	12 (12.00)

第八章　现代北京市民养生

养生观念调查结果

调查北京市民的养生观念，主要设计了两个问题，进行开放式提问。问题分别是："您觉得养生包括哪些内容""您觉得养生有什么意义"。现将所得回答整理如下：

对"您觉得养生包括哪些内容"的回答，涉及内容较多。占相对多数的人认为养生内容有精神调养、体育运动、饮食和药膳及保健品养生。强调精神调养的共49人，明确强调者35人，隐含强调者14人；强调运动调养的共46人；强调饮食、药膳、保健品养生者26人。三者有交叉。此外，有1人认为养生包括衣食住行的方方面面，2人认为和居住环境有关，1人认为应包括休息和美容，2人认为读书和听音乐是养生内容，4人明确指出养生应该作息规律，还有4人回答朴素，如"能有吃喝，不着急，这就不错"等等。

综合而言，北京市民对养生内容的认识不具有明显一致性，但比较普遍的认识是养生内容包括精神心理调养、运动调养、饮食调养。

对"您觉得养生有什么意义"的回答相对一致。现整理分析如下：回答有利身体健康者74人；回答精神享受、更快乐、心灵提升等心理精神意义者22人；回答意义在于延年益寿者14人；回答意义在于减轻儿女、国家、社会负担者7人；回答意义在于去病、防病者5人；回答意义为改善生活质量者1人；回答没有意义者2人。另外有4人回答模糊，如"说不清"等。中间有交叉。

据此可以看出，北京市民认为养生意义主要在于有利身体健康，其次在于有利精神心理健康。至于养生意义的回答中有延年益寿、减轻负担、祛病防病、没有意义等回答，这与调查对象的年龄等因素有关。

◎ 讨 论

从研究结果看，选择西医治疗的人占大多数，分析原因为：从众心理为主，反映出人们选择就医的观念是模糊的。有的人十分希望得到中医的治疗，但医疗定点医院是西医医院，即使去中医院，用的也是西医治疗手段，而又不知到何处有纯中医的治疗，反映了人们就医渠道的狭窄，中医在治疗中处于从属地位。因此，进行正确医疗知识的普及，协调规划中西医的比例实属必要。人们选择中医的理由，主要是中医治本、并且是中国传统的医疗方法。选择西医的理由，主要是西医见效快、服药方便。在男女比例上，女性更倾向于中医，这与女性思想较为传统有关；男性选择西医的较多，这主要与其工作节奏快有关。现代生活，节奏加快，人们无暇顾及养生之道，一旦患病首先想到的是到医院求医吃药，把吃药作为治病的惟一手段，将药物治疗奉为维护生命健康的至宝，故传统中医"不治已病治未病"的养生思想应引起重视。

饮食养生是中国传统养生中的重要内容，饮食调养对人体健康至关重要。本次调查表明，大多数人重视饮食养生，但缺乏正确的饮食保健的知识，对食物之间的禁忌，不同体质、性别、年龄、季节应如何选择适宜的饮食及饮食搭配等缺乏了解。

人的精神状态与健康有密切的关系，《素问·移精变

第八章 现代北京市民养生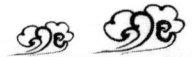

气论》云:"得神者昌,失神者亡。"中国传统养生中十分重视情志的调节。在被调查者中,认为生活压力不大的有一半以上,大多数人认为心态平和、良好的精神状态可增进人体健康。具体方法有书法绘画、音乐欣赏、种花养鸟、外出旅游、避免各种不良情绪的刺激等。从职业划分上来看,体力劳动者的经济条件、生活条件并不优于脑力劳动者,而其生活压力却明显低于脑力劳动者,可见压力是一种个人的感受,其固然与外界条件有关,但主要取决于个人对条件的反应。

调查发现,有89%的人进行养生锻炼,表明人们对养生的重视。在锻炼方法上,选择简单易行和较为普及的方法为多,如散步、跑步、爬山。中国传统的太极拳等方法,在老年组中较普及,青、中年组中练习人较少,这与缺乏学习渠道及知识普及不够有关。针对这一问题,专业人士应加强对传统健身方法的教授和基本知识的普及工作。近年来,社区健康讲座是新兴的一种健康信息普及渠道,在本次调查中,占了较大比例,不失为一种有效的信息普及方法。

在养生观念上,重视精神调养、体育运动等内容,认可养生有利于身体健康、精神健康、心灵提升等。

北京市民的养生谚语

北京市民养生保健状况调查所收集到的养生谚语：

身体好，一切好。

合理膳食、适量运动、戒烟限酒、心态平衡。

养生之道，吃饭睡觉。

健康是金，无病是福。

早吃饱，中吃好，晚吃少。

饭后百步走，活到九十九。

不怕没钱，就怕有病。

少荤多素日三餐，早睡早起身体好。

早睡早起，饮食清淡。

不要动怒，饭后不跑，晚饭少吃，多吃水果。

牙口好，胃口好。

窝头咸菜，五谷杂粮，常保平安。

祸从口出，病从口入。

人吃五谷杂粮受其益，也受其害。

基本吃素，遇事不怒。

不生气，人长寿。

谦受益，满招损。

笑一笑，十年少。

百练不如一走。

一日之计在于晨。

难得糊涂。

能忍自安。

少树敌，多树友。

吃饭留一口，活到九十九。

要想身体好，必须起得早。

合理膳食，适量运动，心态平衡。

萝卜、咸菜保平安。

七分饱，三分饿。

健康来源于运动。

生命在于运动。

内练一口气，外练筋骨皮。

早拿腰，晚踢腿。

锻炼第一，吃饭第二。

锻炼是健康的保证。

想长寿，要锻炼。

吹拉弹唱，打球照相。

写字画画，作诗对对。

下棋解闷，谈天说地。

能坐着不躺着，能站着不坐着。

光照不进门，医生便上门。

访谈案例

◎ 心态平和

《黄帝内经》说："恬淡虚无，真气从之，精神内守，病安从来"。孟子言："养心莫善于寡欲。"老子说："少则得，多则惑，是以圣人抱一为天下式。"就是告诉我们要少思寡欲。少思寡欲方能心态平和。陶渊明有一首诗说："纵浪大化中，不喜亦不惧。应尽便须尽，无复独多虑。"就是说顺从自然变化的规律，无需喜惧，也不必多虑，这样就能保持一种平和的心态。

在我们的访谈过程中，很多人都谈到精神健康的重要性，认为心态平和很重要。一名警察告诉我们：他认为养生和很多因素有关，包括遗传、饮食、文化等，其中正常的心态很重要。他说：出家人为什么长寿？因为他吃素、心态好，修内在的东西，现代人讲求外在的东西太多了。从牛车到马车到汽车外在形式改变了，但它毕竟是代步的工具，不是解决问题的根本方法，根本方法还要从老祖宗那里寻求答案。

一位退休老人这样总结自己的养生经验：精神快乐，自己找乐，多运动，别懒。不管是工作还是生活，都是一种快乐。养生有什么意义？养生是一种知识修养。多活动，多锻炼，心情舒畅，心态平和。我是接受毛泽东思想过来的人，推崇毛主席所说的大公无私。在当今社会，不要对什么都看不惯，这样才能身体好、精神好。养生不是为了自己，思想很重要。要多做好事。如果做了好事，心情就愉快。中华传统美德：人性本善、尊老爱幼、讲究道德、多为别人着想、讲求谦让等与毛主席所提倡的"大公无私"、"为人民服务"、"学雷锋"等，都是一致的。太自私就太累了。

老人推崇大公无私，替别人着想，常存宽容之心，常存平和之心，欲望少了，利人也是利己。心态好了，身体自然也健康。

从事"气功医学"的一位老师说：养生在中国有一套，首先要养心，心平气和。精神上心志专一，首先要达到心平气和，才可以练气功。现在好多气功师对这个不理解，认为光练了气功就行。这种想法是非常错误的。气功练功到一定层次，一定是心志平和，再大的事情都不喜不怒。不是没有感情，而是不往心里去，不然会伤了五脏。古人认为"气功入静"，气功入静达到"客观"上的静。古人把无思无为的状态叫做"静"，静就是不躁。万物无思无为没有病，人是万物之灵，有思维，情绪波动不静，所以病多，必须达到静才能健康。达到静，才能与大自然融为一体。

◎ 生命在于锻炼

一位曾在黄埔军校学习过，参加过抗战，解放后从事教育工作的老党员把自己的养生观总结为："生命在于锻炼"。

第一，锻炼思想。

就是要有正确的世界观、人生观、价值观。北京现在有400多位黄埔老人，平均年龄82岁，百分之七十能生活自理，可以说健康长寿，这是因为我们黄埔军人从入学到毕业都受过严格的"养成教育"。就是通过严格的政治思想训练，养成具有爱国、革命、不断进步的黄埔精神。价值观就是要有贡献的精神。贡献是人生最大的幸福，当我回忆往事的时候，对国家、民族、世界，无愧无悔。我的长寿之道就是一辈子不争名夺利。我一生经历频繁的战争，经历无数的危险，我最幸福的时候是成立黄埔同学会和办学之时。我回忆我这一生挺幸福，挺骄傲，我不索取，我贡献。生活中要做到"难得糊涂"。能忍自安。少树敌多树友。少个人私利。

第二，锻炼毅力。

这也是黄埔军校"养成教育"的一部分，就是养成坚韧不拔、锲而不舍的毅力。说到养生，思想是核心，没有正确的思想，别的都谈不上。养生也讲毅力，比如说坚持运动养生。在现代，很多人就做不到，三天打鱼，两天晒网。

第三，锻炼才能。

锻炼才能就是养成指挥千军万马的统帅才能。才能也需要毅力，比如我练习发音，我写教育论文，我都是拼命练习，改掉方言，并写了许多论文。

第四，锻炼身体。

身体不单单是血液、细胞，也就是不单单是肉体，身体包括思想，植物人则没有思想。所以我说身体强壮要有一个思想来指导，一是要坚持锲而不舍地锻炼身体，二是锻炼身体的方法还要合适，原来我跑步，现在我年纪大了就不跑了。我现在就在原地做一套动作，春秋我每天做两次，冬天我中午做一次，夏天我每早做一次。冬天躲开最冷的时候，夏天躲开最热的时候。而且，我有年票，天气好时，我去香山、景山公园、北海公园、什刹海，天气不好时，我就在房间里活动。因此说,锻炼身体不仅要有思想、要有毅力,还要有技巧。

◎ 莫生气

怒伤肝,怒气会直接影响到肝脏,有好多人容易激怒,一激怒的时候,气往上冲,气得浑身发抖,肝疼。《黄帝内经》言"肝藏血",怒伤肝,怒气使肝血、气血往上冲、往上涌,所以对人危害很大。三国时的周瑜就是被诸葛亮气死的。"既生瑜,何生亮?"周瑜的慨叹显示了他气量的狭小。中国古人有一首《不气歌》:"他人气我我不气,我本无心他来气;倘若生病中他计,气下病来无人替;请来医生把病治,反说气病治非易;气之为害大可惧,诚恐因病将命弃;我今尝过气中味,不气不气真不气。"

在访谈中,一位退休老人告诉我们:人的身体需要动静的结合,一个要运动,一个就要静,吃的好,休息的好,内心要高兴快乐,身体才好。我有一个特点:一个是直率,有什么我说什么;一个是我不生气,你几个人围着骂我,一般我不生气。但我要是生起气来,我就要发泄,发泄完,我痛快了,就没事了。

一位从事康复疗养工作的中年男子说他平时能坚持做到"不生气":我自身养练实践表明,我的幸福感是从内心里发出来的,我现在基本上不受外物的影响,已有两年多没有生过气,内心很干净,遇不到不如意事,即便遇上也能化解。比如有一次,在马路上与人家撞车,本来责任在对方,但我被撞后一爬起来就连向对方说:"对不起。"对方笑了,说:"是我撞你了,你还对不起"。因为我心里怕把对方撞坏了,心里根本没想是他把我撞了。遇事不要总想自己，遇到小事就生气说明心里有火、有不平，都是修养还不足。自己找快乐，别找不快乐。别生气。有烦恼对养生不好。想点儿高兴的事儿，心胸要开阔。有利于身体健康、精神享受、心灵提升、生命延续。归根到底，养生练功还是人生观的修炼，人生境界的升华。人在社会中不要时时处处都为自己着想，要事事多为他人考虑，要站在别人的角度替他人着想，这样将自己与他人的利益颠倒一下，才是养生的高境界。

北京企业家养生

◎ 郁闷：企业家的流行词

北京，繁华的大都市，必然生活着一群有钱的人，他们主要是企业家，如私企老板、股份制公司或有限责任制公司董事长、总经理、总裁，还有其他行业非常能赚钱的人。这些富人们有很多的钱，在经济浪潮的冲击下，他们俨然是这个社会真正的主人，主宰着消费、时尚、娱乐等潮流。年轻人很羡慕他们，并且在这个拥挤着很多物欲的城市拼命打拼，试图很快跻身有钱人的行列。有钱人有豪宅、豪车，有很多人围着他们转，如果这是现代人汲汲追求的目标，他们确实是时代的宠儿，他们的身上笼罩着耀眼的光环。他们是最幸福、最快乐的吗？如果钱和人的幸福指数是相等的，他们确实是令人艳羡的。可是答案却是"NO"。

笔者是从 2003 年 11 月开始真正走近企业家的。一个客

第八章　现代北京市民养生

观的原因是他们想让我给他们讲《易经》，讲老子和释迦牟尼。他们在非常繁忙的时候甚至年终之时抽出几天时间，花上几千元钱，抛开公司的一切事物来集中听课。实际上后来我才知道他们并不仅仅满足于听课，他们还有更深层次的人生困惑、心灵困惑。似乎可以用我们编的一首顺口溜来描述："事业进入迷茫期，企业进入转型期，个人进入更年期，夫妻进入凉拌期，子女进入叛逆期。"

近年来常有媒体报道，这些受普通人羡慕的企业家有的自杀，有的杀人，有的发疯。1993 年大众汽车公司前总经理方宏跳楼自杀可算是举世震惊。在北京，2001 年 10 月，一家通讯公司董事长突然从其办公楼的窗口跳了下去，经抢救，总算保住了性命，但两条腿却再也没有站起来！虽然他们只是少数，但"郁闷"却是企业家的较为普遍的现象。

郁闷，实际上包含了焦虑、孤独和苦闷，是一种心理障碍。据世界卫生组织统计，全球完全没有心理疾病的人口比例只有 9.5％；有资料也显示，目前我国正常人群存在心理障碍的比率高达 20％左右。

事实上，身患心理疾病的企业家并不在少数。据调查显示，中青年企业家存在不同程度的心理健康问题，比如：深感身心疲惫，压力太大；负面情绪增多；亲情、友情缺失等。

北京的企业家与国内其他地区的企业家一样，生活节奏快，承受的工作、生活等各方面的压力大，处于健康的高危状态或者说亚健康状态。

有关部门的一项调查表明，87.4％的企业经营者感到"压力很大"。企业高层管理者每周工作时间超过 60 小时，相当于一周只休息1天，每天工作10个小时以上，与国家规定的37.5小时的周工作时间相比，超出60％。

在回答是什么因素、什么问题造成了工作的压力这一问题时，北京的企业家主要回答是企业的持续发展以及市场竞争和营销问题，其他还有企业的管理、高层的矛盾、财务和人力资源等问题。而据外地的有关调查，市场营销因素排在了第一位。为什么北京的企业家往往比其他地方的企业家更多一份战略思考和发展压力？或许处于社会、经济体制剧烈变革中心的首都企业家，更多一份政治的敏感，更多一份宏观的社会责任吧。

不少企业家都表示"工作忙"，顾不上养生、顾不上锻炼，身体长期处于超负荷状态。有超过20％的被访者从不运动健身。

"中国企业家健康工程"两年来通过对大量案例的分析，认为影响企业家健康的主要因素并不完全在疾病本身，在很大程度上，不能及时监控、管理和治疗早期症状所引起的病症发展、繁重工作带来的心理压力、"心动身不动"的生活方式造成的体质下降、饮食结构不合理造成的营养失衡、不能劳逸结合并有规律生活等问题是真正的罪魁祸首。在工作中，还有很多令人担忧的健康误区：有的企业家对一些健康危险信号过于轻视，认为那只是暂时的小问题，很快就会消失，因此贻误最佳治疗时机；有些企业家过分倚重医生和药物，却忽略了运动、心理、饮食等因素的巨大调节作用，无法通过增强体质抵御疾病，因此使疾病治疗效果有限。

第八章　现代北京市民养生

◎ 北京企业家的主要养生方法

近年来，开始关注自己身体状况、开始养生的企业家有所增加。据最近的调研结果显示，有超过一半的企业高层管理者认为工作压力给健康带来了不良影响。可见，相当多的被访者已经对自己的健康和工作之间的矛盾关系有所关注。其中有近一半的企业家采用了各式各样的养生方法。

养生方法一，运动、锻炼。

运动、锻炼是多数高层管理者缓解压力的第一选择。

中小企业高层管理者的健身方式以跑步、打乒乓球和游泳为主。由于这一群体主要是35岁以上的人士，而20世纪60年代出生的人在童年时期接触最多的球类项目就是乒乓球，估计与这一代人的成长经历有关。也有一些人参加健身房的健身活动。

养生方法二，旅游、休闲、娱乐、聊天。

从通常意义上讲，多交朋友，相互沟通、交流是缓解压力的一条有效途径。

周末，朴素的快乐。尽管他们的闲暇时间不多，但人们还是对他们如何度周末充满兴趣。调查结果显示，大多数中小企业高层管理者，非常重视家庭生活和来自生活的朴素的快乐。38%的高层管理者将周末的宝贵时间用来陪家人，享受亲情。这也可以作为重视家庭观念的另一个有力佐证。

其他度周末的方式还有运动、与朋友聚会聊天、旅游等，这些正是他们缓解工作压力的主要方式。因此，与普通人一样，周末同样也是他们放松压力的主要时间。

其实从企业家自身来说，有意识地陶冶情操，丰富业余生活，借助自己的生活兴趣摆脱心理的困扰也是很重要的。比如读一本早就想读的好书，或者绘画、练书法、做雕刻等手工小制作，都是可以增添生活情趣的，甚至可以从中感悟到人生的真谛。试想，谁又能拒绝一段美妙的音乐、一顿丰盛的晚餐、一次倾心的交谈、一次浪漫的远游呢？无疑，这不但使人体味到家庭的温馨和浓浓的温情，更让人感受到了人生的快乐和幸福。

养生方法三，集中修心。

这一养生方式是近年开始兴起的。参加这一活动的基本上都是企业家。虽然目前还只是少数人参加，但参加者的满意度较高。在企业家中日渐受到欢迎。这实际上是古代禅修——"打禅七"方法的继承与改造。就是集中一段时间（通常为五天、七天），在一个相对封闭的环境里，在导师的引导下，进行自我的反省、冥想、静修。以"五日心修"为例："五日白天禁语，每日三餐素食；一日三时静坐，布衣布鞋布袜。五日音乐洗脑，每天绿茶洗肠；中医药文化疗身，儒释道文化修心。"

五日白天参话头，晚上解放心。聚焦人生的本质问题——"我是谁"、"我从哪里来"、"我往哪里去"、"我为什么活"、"我该怎么做"。在音乐中静思冥想，脑力激荡，抓出心中的烦恼贼，驱除心中的郁闷，找回心灵的宁静，体验禅修的喜悦。基本要求是：禁语、境乐、静坐、敬行、净心、素食、清茶。

通过五天的"首脑疗斋"系列活动：吃素食、穿布衣、听音乐、静打坐、深反省，每位企业家通过洗心、洗脑、洗面、洗肠、洗胃，此时均有"觉悟人生，立地成佛"的新生

第八章　现代北京市民养生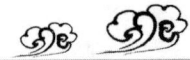

感觉,真正开始了"心的回归,智的开悟,新的起航"。

◎ 洞悉企业家的心灵困惑

美国芝加哥大学人类学系教授冯珠娣认为:在一般人类学家看来,富人们的这种"郁闷"现象是不被同情的,也是不被关注的。人类学一般更关注平民。但是北京企业家的现状的确值得关注。不过,她却对北京企业家"郁闷"的最根本原因感到迷惑不解。

笔者也试图分析出各个企业家的"郁闷"的原因,但是很困难,因为每个人的原因是不同的,不是单一的,而是错综复杂的。但有一点可能是很重要的,那就是价值观的问题、信仰问题;通俗地说,就是一个心态的问题。

自中国步入市场经济时代,体制的巨变无时无刻不在考验着每一个企业家的眼光、智慧和良知,惊涛骇浪,大浪淘沙,而这我们不难从接连落马的上榜富豪中一窥端倪。与此同时,一些心理比较脆弱的企业家以及那些道德感、责任感强烈的企业家,最容易出现一种罪恶感——追求公平还是投机取巧,追求诚信还是忽视道德?由此也易于产生心理危机。

我们现在正处于一个信仰缺失的年代,企业家们在解决了金钱、地位、名誉等问题之后,开始感受到对于信仰困惑与迷失的恐慌。而我国一些富豪之所以会出现心理失常,甚至走上犯罪道路,其中一个重要原因,就是没有一种平和的心态,没有树立正确的财富伦理观,没有社会责任感。而众多研究者指出,社会责任感是"幸福"的重要因素。

其实，在成熟的市场经济国家，企业家或者说职业经理人事业的成功很大程度上源自社会机制的完善，或者说依托一个良好的市场与法制环境，企业的经营行为相对来说往往可以预测，在一定程度上具有可控制的保障。而在我国，由于社会、经济、政治体制处于一个新旧交替的非常时期，由于缺乏机制与道德的约束，企业的外部生存环境具有很大的随机性，导致一切都显得难以预测和把握，企业的成功更多地依靠带有一种灰色的成分或者说权谋。有专家认为，这一外在环境客观上使得苟营者易于取巧，成熟的商规难以张扬，一种可正面参照的普遍性原理与榜样空白，促使权谋的作用被无限扩大、变异、神化。

在西方，一个企业家身边至少有两"师"：律师和心理咨询师。这"两师"是成功企业家背后的两座靠山。律师的作用不言而喻；心理咨询师能够帮助企业家克服精神危机、摆脱心理障碍。在西方，一个人去找心理医师，是很正常的事。可是在中国，好像不是这样。尤其在社会精英分子中，包括企业家。

企业家自身对心理疾病也存在偏见。调查发现，由于受"精英人士"带来的双重人格影响，患上心理疾病的企业家有90%的人不会觉察自己已经患病，而在患有心理问题或心理疾病的企业家中，有90%以上的人不愿去看心理医生。由于受传统观念的影响，企业家往往对看心理医生有着根深蒂固的误解，觉得这是很不光彩的事。加之企业家群体处于社会上层，领导着成百上千的员工，需要维护自己的权威形象，因此更加不愿就诊，而这却留下了一个很大的隐患。

此外，心理学家认为，成功必然意味着一个人的个性与

第八章　现代北京市民养生

现实已经做出了某种妥协。事实上，如果企业的成功要以企业家透支身体和牺牲个人幸福为代价，那么这种成功是可怕的，也是脆弱的！难以想象一个身心疲惫，少有笑脸的企业家能够创造出生机勃勃的企业文化；也难以想象一群生活失衡、终日困于重重压力下的企业家能够打造出一个个大器扎实、具有恒久价值的百年企业。

要给予企业家更多的人文关怀。毫无疑问，企业家为社会创造了巨大的财富，他们自然成为促进国民经济快速发展的一股重要力量，而对于这一切，企业家的身心健康无疑是根本和基础。关心企业家的心理健康和生存环境，亦成为一个不可小觑的社会问题。

在我们的访谈中，发现有超过一半的中年企业家存在不同程度的心理问题：郁闷、焦虑、孤独、劣性情绪增加、易怒、多疑、紧张、缺乏安全感、失眠、心力疲惫等等。

市场经济优胜劣汰乃是自然规律，但激烈的市场竞争，也常给企业家一种风云突变、朝不保夕的危机感，面对已取得的成功，他们害怕失败。一位经理人曾慨叹，"我被卷入了疯狂的竞争中，这种竞争的残酷性在于把跑得最快的人拉出来再比赛。就像奥运会比赛，最后只能有一个冠军，其他人都是失败者。你必须爬到金字塔的顶端，想不干的时候，连退路都没有！"而一些背运的企业家在竞争中被淘汰出局后，心中难免失去平衡，以至于走向极端，甚至铤而走险，走上犯罪的道路。

心理学家通过丰富的临床实践发现，影响企业家心理健康的重要原因之一是对人际关系的困惑。据报道，一位青年企业家找到心理医生说：他创办了一个企业，对职工和一帮铁哥们都很讲义气,但他一倒霉,他们说散就散了。他实在想不通,以后也没法再相信别人,甚至产生了报复心理。

其实,不管是成功的企业家还是失败的企业家,在他们从商的过程中,多多少少都会体验到内心深处的孤独和无助。有专家分析,与一般人的体验相比,企业家的孤独更深刻,危害性更大,它除了影响企业家本人的心理和身体健康外,严重的还会导致企业家滑向悲观主义的深渊,对周围的一切都抱以怀疑的态度。职业的特殊性使企业家对世态炎凉有着更为深刻的体验。

压力、竞争、劳累、焦虑常使企业家深感身心疲惫,难以承受。一个人一旦选择了以企业家为业,便意味着他的一生从此将与压力、竞争、劳累、焦虑结伴而行,再也不能轻松。由此,企业家也就不得不比一般人承受更大的压力,而当这个压力超过他所能承受的极限时,他们就会面临坠入深渊的危险。

对大多数创业者来说,家人对他人、对社会、对人际关系和人性道德等各方面的基本看法,也深刻地影响并决定了一个创业企业家心理健康的基本面和基本色彩,亲情减少引起心理失衡自然难以避免。据学者调查,在有心理问题的中国企业家中,11%的人有过失去亲人的经历,包括父母、妻子(丈夫)、儿女,13%的人出现过婚变,7%的人童年生活十分不幸。接受调查的企业家90%以上希望有一个稳定的家,希望自己的配偶能够理解自己,做自己的知己。"家庭与事业产生矛盾,我感到难以两全,内心备受煎熬。"这是一种典型的心态。而与此对应的,是那些心理健康的企业家,往往都有一个完整、幸福的家庭。

第八章　现代北京市民养生

传统偏见及自身为成功所累也导致企业家的心理矛盾加重。

企业家的心理问题在某种程度上是社会问题的反映。因此，解决这一问题必须标本兼治，社会方方面面要尽可能地为企业家营造宽松、愉快的工作环境。对此，有关专家呼吁，当务之急，针对企业家们存在的不良心理问题，有关方面应对其普及心理健康知识，定期不定期地进行心理健康测试；通过专家讲课，针对性地采用集体心理辅导、个体心理咨询等措施提高企业家的心理素质，从而为企业家缓解压力。

新形势下的企业家要有"MQ"意识，即"心理商数"意识。需要保持良好的心理状态，适时适度地调整自己的心态与情绪，特别是要主动接受生活的挑战；只有正视挑战，也才可能平和自如地融入竞争的社会生活中；哪怕是身处逆境也会坚信，"事实并没有你想象的那么糟。"而若一些企业家已经意识到自己有了心理障碍，也不要讳疾忌医，相反，要积极地配合心理医生进行治疗。

有一个现象是很值得研究的，那就是金钱、财富和快乐、幸福往往不成正比，有时恰恰是成反比。而养生和快乐、幸福则往往成正比，和金钱、财富往往不成比例。企业家是有钱一族，他们不缺钱，但缺闲；不缺朋友，但缺知音。有钱可以买到快乐，但买不到幸福。而养生的平民则不同，他们没有什么钱，没有什么物质享受，但他们快乐，甚至幸福。因为他们放弃了物质追求，他们知足常乐。当然，有钱阶级、企业家也不是都不快乐、都不幸福，也有相当多的企业家很快乐、很幸福，那是因为他们养生了，他们知道了生命的意义，知道了人生的目的。有一点可以肯定，那就是：养生的人肯定不会自杀，自杀的人肯定不养生。

中国改革开放 20 年的实践证明，90％的企业领导者活在别人的评价里。为了员工的尊重，为了客户的理解，为了消费者的满意，为了政府的信任，为了亲人的认可，为了……企业家为了企业的发展，失去了正常人的生活、健康、快乐，甚至失去了亲情，然而换来的是什么呢："高处孤独高处寒，几多无奈几多愁；风风火火闯九州，一江苦水肚里流。"

每一位企业家的背后都有一段艰苦创业的辛酸史，一把不容易被人理解的辛酸泪。企业家面临着不同程度的嫉妒、诽谤和不理解，面临着员工、股东、客户、政府、媒体及亲人，六种关系的协调整合压力。有人说：企业家往往是生命的一号奴隶，是没有监牢的囚犯；赢了世界丢了自己，不进医院就进法院，不进法院就进精神病院。企业家最容易因心理不平衡而患精神和心血管疾病。他们是民族的栋梁，国民经济的支柱。

集中修心实际上是一种特殊的宗教体验。但是请注意这与基督教的宗教完全不同，它强调的是内求、内修，而不是外求。它通过外六境（色、声、香、味、触、法），修炼中六识（眼识、耳识、鼻识、舌识、身识、意识），达到内六根（眼、耳、鼻、舌、身、意）的清净，从而找回心中的宁静，回归人生的快乐。达到"健康人生、快乐人生、智慧人生"的目标。

所谓"禅"，并不是外在的上帝，不是超越自我的神，而是自己的心，是觉悟的心。禅是真的生活，禅是善的人生，禅是美的境界，禅是平常的心、纯朴的心、宁静的心。禅是感情和理性达到平衡点的最高境界。禅是一种从容、平衡和成熟的心境。禅非宗教，却超越宗教的境界；禅非哲学，却接近哲学思考的极峰；禅非科学，却与科学有互通之妙处。所谓"参话头"，原本是禅宗"明心见性"、"开悟成智"的一种方法。参话头是撬动地球的"支点"，解决疑难问题的钥匙。参话头之得力处，就在于起疑情，大疑大悟，小疑小悟，不疑不悟。参话头的过程中导师"棒喝"，是为了促使学员开悟。集中修心也许是解决企业家心灵困惑的有效路径。

参考文献

［1］元·熊梦祥. 析津志辑佚［M］. 北京：北京古籍出版社，1983

［2］元·忽思慧. 饮膳正要［M］. 北京：人民卫生出版社，1986

［3］明·刘若愚. 酌中志［M］. 北京：北京古籍出版社，1994

［4］明·沈榜. 宛署杂记［M］. 北京：北京古籍出版社，1983

［5］明·刘侗，于奕正. 帝京景物略［M］. 北京：北京古籍出版社，1980

［6］明·沈德符. 万历野获编［M］. 北京：中华书局，1959

［7］明·李时珍. 本草纲目［M］. 北京：人民卫生出版社，1982

［8］清·潘荣陛. 帝京岁时纪胜［M］. 北京：北京古籍出版社，1981

［9］清·富察敦崇. 燕京岁时记［M］. 北京：北京古籍出版社，1981

［10］清·徐珂. 清稗类钞［M］. 北京：中华书局，1986

［11］清·周家楣，缪全孙. 光绪顺天府志［M］. 北京：北京古籍出版社，1987

［12］胡朴安. 中华风俗志［M］. 上海：上海文艺出版社，1988

［13］清·孙星衍，孙冯翼. 神农本草经［M］. 北京：商务印书馆，1955

［14］郭霭春. 黄帝内经素问校注［M］. 北京：人民卫生出版社，1992

［15］河北医学院. 灵枢经校释［M］. 北京：人民卫生出版社，1982

［16］邓云乡. 燕京乡土记［M］. 上海：上海文化出版社，1986

［17］邓云乡. 增补燕京乡土记［M］. 北京：中华书局，1998

［18］崔普权. 老北京的玩乐［M］. 北京：燕山出版社，1999

［19］陈烈. 中国祭天文化［M］. 北京：宗教文化出版社，2000

［20］盖建民. 道教医学［M］. 北京：宗教文化出版社，2001

［21］中国风俗通史［M］. 上海：上海文艺出版社，2001

［22］陈巴黎. 北京东岳庙［M］. 北京：中国书店出版社，2002

［23］李养正. 新编北京白云观志［M］. 北京：宗教文化出版社，2003

［24］文安. 京都礼俗［M］. 北京：中国文史出版社，2005

［25］舒乙. 老舍讲北京［M］. 北京：北京出版社，2005

［26］段丙仁. 北京地方志［M］. 北京：北京出版社，2005

［27］杨良志. 金受申讲北京［M］. 北京：北京出版社，2005

［28］刘闻. 刘叶秋讲北京［M］. 北京：北京出版社，2005

［29］林富士. 礼俗与宗教［M］. 北京：中国大百科全书出版社，2005

［30］邱阳. 人文北京［M］. 北京：中国旅游出版社，2006

［31］常人春，高巍. 北京民俗史话［M］. 北京：现代出版社，2007

［32］高有鹏. 中国庙会文化［M］. 北京：人民出版社，2008

［33］郑怀林，甘利仁. 生命的圣火——医学与宗教纵横谈［M］. 北京：中医古籍出版社，2008

［34］李宝臣. 礼不远人走进明清京师礼制文化［M］. 北京：中华书局，2008

［35］兰甲云. 周易古礼研究［M］. 长沙：湖南大学出版社，2008

［36］郑小江. 中国避邪文化［M］. 北京：当代世界出版社，2008

[37] 高天星. 中国节日文化 [M]. 郑州：中原农民出版社，2008

[38] 张冰隅. 农历与民俗文化 [M]. 上海：上海教育出版社，2008